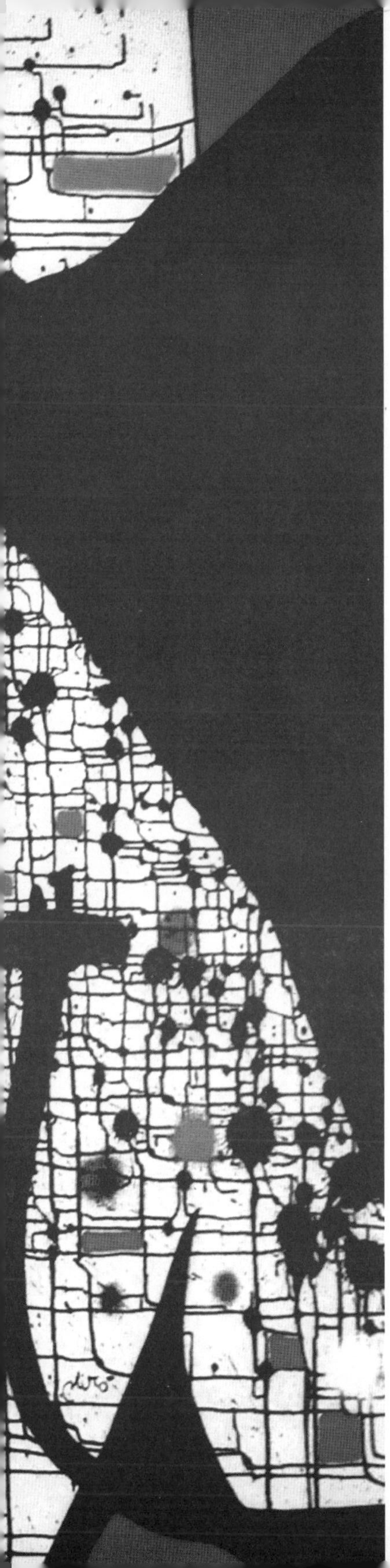

有效的疗法
认知行为治疗丛书
主　编　王建平
副主编　张　宁　孙宏伟

戒除酗酒或嗜药的有效康复策略
治疗师指南

Overcoming Your Alcohol or Drug Problem
Effective Recovery Strategies (2nd Edition)

［美］丹尼斯·C·戴利（Dennis C. Daley）
G·阿兰·马拉特（G. Alan Marlatt）著
裴涛　徐曙　译
陈瑜　张宁　审校

中国人民大学出版社
·北京·

图书在版编目（CIP）数据

戒除酗酒或嗜药的有效康复策略：治疗师指南/自助手册/（美）戴利等著；裴涛等译；陈瑜等审校

北京：中国人民大学出版社，2010

（有效的疗法——认知行为治疗丛书/主编　王建平）

ISBN 978-7-300-11472-9

Ⅰ.①戒…

Ⅱ.①戴…②裴…③陈…

Ⅲ.①酗酒-行为疗法②药物滥用-行为疗法

Ⅳ.①R163②R969.3

中国版本图书馆 CIP 数据核字（2010）第 216383 号

有效的疗法——认知行为治疗丛书

主编　王建平　副主编　张宁　孙宏伟

戒除酗酒或嗜药的有效康复策略：治疗师指南/自助手册

［美］丹尼斯·C·戴利　G·阿兰·马拉特　著

裴涛　徐曙　黄云　陈伶　译

陈瑜　张宁　审校

Jiechu Xujiu huo Shiyao de Youxiao Kangfu Celüe：Zhiliaoshi Zhinan/Zizhu Shouce

出版发行	中国人民大学出版社		
社　　址	北京中关村大街 31 号	**邮政编码**	100080
电　　话	010－62511242（总编室）		010－62511398（质管部）
	010－82501766（邮购部）		010－62514148（门市部）
	010－62515195（发行公司）		010－62515275（盗版举报）
网　　址	http://www.crup.com.cn		
	http://www.ttrnet.com(人大教研网)		
经　　销	新华书店		
印　　刷	北京山润国际印务有限公司		
规　　格	160 mm×230 mm　16 开本	**版　　次**	2010 年 7 月第 1 版
印　　张	22 插页 2	**印　　次**	2010 年 7 月第 1 次印刷
字　　数	290 000	**定　　价**	49.80 元

总　序

当人们遇到问题时，首先会自助，想办法自己解决。然而，事情并不总是那么幸运，很多时候需要借助于外力的支持和帮助，在自助的同时求助。对于求助者来说，最重要的是找到针对自己问题的最适合的解决方法、最好的帮助者或者机构；对于助人者来说，最重要的是获得科学的、实用的、有效的治疗方法，并将其灵活地、个人化地、具体化地应用于求助者。“有效的疗法——认知行为治疗丛书”正是基于这样一个理念来做的。

丛书主编戴维·H·巴洛（David H. Barlow）是国际最著名的临床心理学家之一，既有很扎实的理论和研究基础，又有丰富的临床实务经验，是认知行为治疗（CBT）方面的国际顶尖领军人物，其相关著作被翻译成多国文字，在国际临床心理学领域具有广泛和深远的影响。在他的组织和指导下，在某一疾病治疗方面具有丰富经验的优秀的认知行为治疗师都参与了这套丛书的编写。因此，丛书中每本书的作者均为相关方面的杰出学者和治疗师，每本书都是他们的学术成果和临床经验的积累。

这套丛书按照问题或者疾病编排，每一种疾病都从两个角度提供帮助：助人者和自助者，即“治疗师指南”和“自助手册”，以期治疗师和来访者共同努力，协同作战，这将会收到意想不到的效果。

此套丛书根据患者和临床工作者的需要，还在不断地增编和更新中。目前这套丛书已经有48种，有的已经出了第三版。我们首批翻译出版了其中的17种，以后将会继续跟进。

作为这套丛书的引进者和中文译本的主编，我不敢说熟悉这套丛书的每一位作者，但知道绝大多数，部分很熟悉，他们都是值得信任的专家和治疗师。我有幸在巴洛教授的邀请和资助下于2006年9月至2007年8月在波士顿大学临床心理中心（Center for Anxiety and Related Disorders, Boston University）进修访问。这个中心是巴洛教授创立和发展起来的，已经有20多年的历史，在美国的临床心理学领域以及民众中享有很高的声誉，每天都有大量的求助者，有些人甚至要排队等两三个月。我就是在这个中心第一次接触到这套丛书的。在这里，不论是临床工作者还是来访者都是人手一册。看到这套丛书如此广受欢迎，我当时就萌生了将其翻译成中文，介绍给我国的治疗师和求助者的想法。接下来的工作特别是与来访者的互动一再证明，这套书的确像原作者前言中所写的那样，只要选对了适应症，将是非常实用、非常好用、非常有效的。它不仅对来访者有用，对咨询师和治疗师有帮助，对学习心理咨询与临床心理的学生也是非常有用的。

看到这套丛书顺利出版了，我非常高兴，这凝聚着所有参与者的心血，反映了所有参与者对我国心理咨询治疗事业的热情，也表明了所有参与者对我国民众心理健康的关注和爱心。在此，我首先感谢我三年美国之行的第一位导师戴维·H·巴洛的邀请、支持和指导；其次感谢丛书的两位副主编张宁教授和孙宏伟教授，以及我们所指导的研究生的努力工作；最后我要感谢中国人民大学出版社为这套丛书的出版所做的一切。感谢也祝贺我们大家的精诚合作！相信来访者和临床工作者一定会从此套丛书中受益匪浅。

由于时间等原因，翻译过程中难免有错误和用词不当之处，还望使用者谅解；更重要的是非常欢迎使用者（临床工作者和来访者）提出宝贵的意见、建议和批评。我的联系方式是：wjphh@bnu. edu. cn，我会尽快答复您，您的反馈对我们的工作是一个促进。感谢每一位参与的人。

王建平　教授

2009 年 12 月 3 日于北京师范大学

前 言

几年来，医疗保健事业取得了惊人的发展，但也有很多过去已被广为接受的精神卫生和行为医学的干预策略正在受到质疑：它们不仅没有带来益处，甚至可能还有伤害。而另外一些干预策略经过当今最好的实证检验证明是有效的。随之，把这些干预策略更多地推荐给民众的呼声四起。最近的几项发展推动了这场革命。第一，我们对心理病理和生理病理都有了更加深入的理解，使我们能发展出新的、针对性更强的干预策略。第二，研究方法学取得了长足的进步，降低了内部效度和外部效度受到的影响，使研究结果可更加直接地适用于临床情境。第三，各国政府、医疗保健系统和决策者都认为医疗保健质量必须改善，这种改善应该是建立在循证基础上的，而确保医疗保健质量得到改善符合公共利益（Barlow，2004；Institute of Medicine，2001）。

当然，对于各国临床工作者来说，主要的障碍是能否获得新的、有循证基础的心理干预方法。研讨会和书籍在帮助那些认真负责的治疗师熟悉这些最新的心理卫生保健措施并将其应用到病人身上等方面作用有限。而“有效的疗法——认知行为治疗丛书”就是专门把这些令人兴奋的新的干预方法介绍给临床一线的治疗师的。

这套丛书中的“治疗师指南”和“自助手册”介绍了评估和治疗具体问题的详尽步骤以及各种诊断。本套丛书超脱于其他书籍和手册，还提供类似于督导过程的辅助材料，来指导治疗师在其临床过程中如何实施这些步骤。

在我们新兴的医疗保健系统里，越来越多的人认识到：循证实践为医疗保健专业人员提供了最负责任的行动计划。所有行为保健专业人员都深切希望为他们的病人提供尽可能好的诊疗，而这套丛书的目的就是消除人们在知识传播和掌握信息方面的差距，使之成为可能。

这本治疗指南以及随附的自助手册，介绍了物质使用及滥用问题的治疗。仅在美国，此障碍患者每年在治疗费用、薪酬及社会生产方面就造成数以千亿美元的损失，并造成50万人死亡。街头犯罪、无家可归及团伙暴力犯罪直接与这些物质使用与滥用问题相关。

戴维·H·巴洛（David H. Barlow）
马萨诸塞州波士顿市

作者简介

丹尼斯·C·戴利博士，美国成瘾医学服务机构首席专家，匹兹堡大学医学中心精神病学副教授，宾夕法尼亚州匹兹堡市西区精神病临床研究院精神科主任。戴利博士已从事酒依赖和吸毒问题、精神障碍及两者共病（物质滥用合并精神疾病）的研究治疗30余年，并能够为患者提供住院治疗、日间医疗（partial hospital）及门诊治疗。戴利博士目前正在监督一个大型治疗计划的运行，它是由超过20个治疗与预防项目组成的连续统一体，横跨8个社区，每年的服务对象超过8 000人。戴利博士和他的同事们是美国最早致力于改善物质滥用与精神障碍共病治疗计划的组织之一。

戴利博士在各种治疗指南中提出了多种针对物质滥用或共病障碍的治疗模型，包括双重障碍康复建议、毒品分类建议、成瘾的治疗及复发的预防。他同时也提出了成瘾疾病及双重障碍的家庭治疗及教育计划。

戴利博士目前是药物成瘾临床试验互联网项目阿巴拉契亚三州试点的主要研究员。截至目前，他已经成为其他至少十项成瘾或共病治疗临床试验的研究员，这些试验均由国立药物滥用研究所（NIDA）及国立酒精滥用与依赖研究所（NIAAA）提供资金支持。戴利博士已经成为哈佛大学医学院麦克莱恩医院两个联邦政府基金研究项目的顾问及培训师。

戴利博士是VISN4精神疾病研究、教育及临床治疗护理（MIRECC）项目教育中心主任，这一项目是匹兹堡及费城两座城市健康护理系统之间共同的风险投资项目。戴利博士已经在美国、加拿大及欧洲成功举办了超过400次的工作坊、讲座和训练研讨班。作为一名有经验的精神科医师，戴利博士同时还为住院医师提供教育讲座及监督管理。他同时是匹兹堡大学社会工作学院副教授，还是印第安纳大学社会学专业及宾夕法尼亚州立大学个人家庭研究专业的老师。戴利博士已与全美及欧洲的许多社会服务组织磋商，并已经对很多治疗计划进行了评估。

戴利博士已经出版了至少250种出版物，包括临床治疗手册、家庭及患者教育书籍、工作表、录像带等，这些出版物涉及酗酒与吸毒的康复、精神疾病的治疗、共病的康复、复发的预防等方面。他是美国第一位出版互动式工作表的专业人士，也是最早出版成瘾康复相关资料的成员之一。在美国及其他很多国家，戴利博士的治疗模型及康复资料已经广泛应用于众多物质滥用及共病障碍的患者。

G·阿兰·马拉特，医学与理学双博士，成瘾行为研究中心主任，华盛顿大学心理学教授。马拉特博士因为他的创新理论及临床工作在成瘾学界享有盛誉。在过去的 20 年间，他在预防复发及减轻成瘾行为的危害方面，也取得了显著的进展。

马拉特博士在世界范围内已经主办了数以百计的科研及临床会议，同时还为物质滥用治疗机构提供临床工作坊及咨询会诊。

马拉特博士已经发表了很多文章，参加编写了很多图书，也出版了很多图书。除共同参与编写了第一版《复发的预防：成瘾行为的维持治疗策略》(1985) 及《成瘾行为评估》(1988) 外，马拉特博士还编写了《减轻危害：高风险行为管理实用策略》(1998)，参与编写了《改变成瘾行为：连接临床和公共卫生的策略》。他还是《大学生饮酒的甄别与干预介绍 (BASICS)：减轻危害的一种途径》的著者之一。他的著作《复发的预防》是成瘾疾病治疗领域被引用最多的参考文献之一。

他还为患者出版了很多关于成瘾康复的材料，包括与戴利博士共同出版的本书。

马拉特博士是美国心理协会及心理学会的会员，并担任行为治疗进展协会的前主席。1996—2002 年，他是国立药物滥用研究院下属的国立药物滥用咨询委员会委员，还于 1998—2001 年作为国立咨询委员会酒滥用与酒依赖小组委员会委员，负责大学生饮酒的研究。马拉特博士曾被国立酒滥用与酒依赖研究院授予资深研究科学家的称号，并于 2001 年获得 Robert Johnson 基金会“物质滥用创新治疗”的奖励。之前，马拉特博士也曾获得 Jellinek 纪念奖关于酒精滥用研究方面的奖励 (1990)，美国临床心理学会著名科学家称号 (2000)，并获颁大专院校承诺消除酒精与毒品的梦想家称号 (2002)，以及酒精滥用学会授予的著名学者称号 (2004)。

致谢

感谢 Judith Gordon 博士及社会工作硕士 Natalie Daley 对本书第一版所提出的意见和建议。同样也感谢 David Barlow 哲学博士对该项目的厚爱。最后，对牛津大学出版社的 Mariclaire Cloutier、Cristina Wojdylo 及 Rosanne Hallowell 表示感谢。

目 录

CONTENTS

第一篇

物质使用问题概述与评估

1

第一章 写给治疗师

背景信息和本方案的目的

这本治疗师指南回顾了所有有关类型物质使用障碍的评估和治疗等方面的问题，之后附有对应的自助手册。这些内容和康复策略可以用于对酒精、镇静剂、烟草、可卡因、脱氧麻黄碱和其他中枢兴奋剂、海洛因和其他阿片类药物、大麻、迷幻剂和吸入剂等存在滥用或依赖的来访者。本指南提供了临床医生对物质使用障碍治疗工作的策略，策略的重点就是一方面要停止物质使用，另一方面要改变影响物质使用持续存在的行为和生活方式。本指南和随附的自助手册中介绍的内容都是来自于经验、临床治疗和文献，以及作者制订治疗方案和提供直接临床服务的经验。

根据严重性和对来访者及其家庭的不利影响，有很多不同类型的物质使用问题。因此，当康复的方法适合具体来访者的需要和问题时，治疗会更加有效。没有哪种单一的治疗方案可以适合所有来访者。临床医生面临的一个挑战就是使治疗策略适用于具体问题和具体来访者。

本指南讨论了有关个人物质使用障碍、评估、社会心理、药物治疗方法及自助方案专业性的方法和意见，同时它对康复和复发的过程进行了概述。本指南的主要目标就是提供实际的临床策略，以解决最常见的伴随物质使用障碍的相关问题，这些相关问题如下：

- 使来访者参与到治疗方案中
- 管理对物质使用的渴求和认知

- 抵制使用物质的社会压力
- 处理家庭和人际冲突
- 建立一个康复支持系统
- 情绪管理
- 处理共病的精神障碍
- 实现平衡的生活状态
- 识别和处理复发的信号和高危因素
- 失控或复发的管理
- 进展评估

目标读者

本指南的前六章提供了一个简短的有关物质使用障碍的原因、症状、影响、评估、社会心理治疗和药物治疗的基本概况。对这些内容比较熟悉的有经验的治疗师可以跳过这几章，直接看第七章至第二十一章。第七章至第二十一章描述了常见的临床问题和干预治疗方案。经验不足的治疗师或者那些不是主要从事物质使用障碍的医生可以从前六章获得对该障碍的一个大致了解。

无论治疗师的理论和临床倾向如何，第七章至第二十一章所讨论的治疗策略都可以适用于来访者。例如，12 步骤导向的咨询师可以运用“控制对物质使用的渴求与冲动”及“情绪管理”等章节的内容，而使用行为或认知疗法的治疗师同样可以运用这些章节的内容。

对任何患有物质使用障碍的来访者，专业工作人员都可以运用第七章至第二十一章的内容，每一章节的内容都可以被运用到一个或多个治疗进程中。这些章节中所描述的临床干预方法目的是让来访者积极地完成康复任务，这些任务主要是针对性改善个人的认知，并促进其积极的改变。

本指南适用于短程治疗，来访者和治疗师在每次面询过程中能共同认识到特定的变化，并进行回顾和强调。它也适用于长程治疗，治疗的重点会根据来访者的需要和兴趣而进行转移。如果治疗面询次数有限，每次面询可以间隔一定的时间，以便使来访者有时间执行和调整在面询过程中所学的改变策略。

第七章至第二十一章涉及改变物质使用障碍中所面临的最常见的问题。在前期的面询中较少涉及心理危机感的内容。对于近期复发的来访者，治疗师可以和他们一起探讨哪些章节需要复习，当然，这要根据来访者所表现出的具体问题而定。因此，根据具体来访者在康复过程中所处的阶段不同，可以灵活运用本指南。在本指南中再一次讨论临床问题，比如情绪管理，可以使来访者对这部分内容重新进行回顾，就像评估治疗进展一样。

如何使用自助手册

这本治疗师指南对随附的自助手册所讨论的问题有一个简短的概述。该自助手册提供了许多重要的物质滥用方面的信息，还提供了与康复任务有关的内容，目的都是为了帮助来访者用自己的方式恢复健康。在治疗或咨询过程中，这些内容可以用来确定目标领域的变化。然后，治疗师可以帮助来访者发展必要的应对技能，以促进个人或生活方式的改变。自助手册中提到的具体问题与来访者在变化过程中的不同阶段相适应。例如，在康复早期，来访者聚焦于认识物质滥用的有害结果及提高他们发生改变的动机水平。在康复后期，来访者对复发干预措施的关注就会增加。

在治疗过程中，来访者的个体化治疗可见于自助手册的具体章节之中。治疗进程可用来探索每一章节的具体细节。来访者在康复任务和实际答案中所采取的方法往往可以给治疗进程提供丰富的材料。

任何只要涉及康复问题和策略的章节都适用于住院病人、日间医疗病人、集中门诊病人、门诊病人或疗养院的心理教育团体。团体治疗的推荐形式如下：

- 介绍团体的主题，声明持续康复是一个重要的问题
- 选择主要观点与团体成员进行讨论
- 指导参与者如何完成任务
- 通过参与者的答案，对具体的康复问题和应对策略进行

详细说明

- 如果时间允许，采取行为表演来说明如何处理人际关系问题，比如如何拒绝别人提供的成瘾物质或如何处理家庭冲突

日间医疗、门诊和疗养院的团体咨询都可以运用这种形式，可以把它作为讨论开始之前10～20分钟的先引阶段。参与者在团体中报告他们最后一次使用物质的时间，并简短地讨论他们的强烈渴求、亲密电话、实际失控和复发情况。面询结束时可以有一个总结，每个来访者简短地陈述自己对继续康复的计划。临床医生进行主题导向的康复性团体治疗时会面临一个重要挑战，就是要将团体的讨论固定在一个主题上，并让每个人都参与到所涉及问题的讨论过程中，使他们觉得讨论对他们来说是有重要意义的。另一个挑战就是要避免一个或两个成员主导讨论过程，也要避免成员只单独讨论他们的个人问题。心理教育团体的目的是提供信息，帮助参与者建立应对策略。因此，除非特殊情况，团体服务者应该确保团体讨论坚持一个主题。团体主持者也需要对所讨论的问题以及康复过程中的挑战及应对策略把握住一个平衡。否则，团体会投入大部分甚至所有时间来讨论问题和矛盾，而只留下极少的时间来讨论他们可以做些什么以应对这些问题。

结构化的心理教育团体咨询在时间长度上可以从1个小时到2个小时不等。在门诊和疗养院，来访者需要额外的时间来汇报他们持续康复的进展和计划。6～8人的小团体为团体成员的互动和个人讨论康复问题提供了一个比较好的机会。对于大的团体来说，一些团体咨询的特定主题可以变成讲座形式。对大团体而言，讲座的缺点少，即使有也只是团体成员互动交流和完成书面练习的时间不够充足。

自助手册是按照早期康复以及后期维持过程中相继出现的问题这样的顺序进行讨论。然而，康复不是一个直线的过程，因此治疗师应在某些特定的阶段去探讨任何与来访者有关的问题。此外，许多早期康复过程中出现的问题有可能在治疗后期重新出现。例如，一个康复9个月的病人可能突然出现对酒精的渴求，这种渴望是强烈的、令人担心的，或者可能经历一种新的使用药品的社会压力，这种压力导致使用物质的念头增加。

治疗师需要将这些问题纳入治疗议程，以减少复发的可能性。

对更多心理治疗或其他服务的需求

许多物质使用障碍的来访者还存在其他精神病性的、心理的、人际的或职业的问题，这些问题都需要心理治疗或其他类型的专业辅导，这些问题包括情绪障碍、焦虑障碍、精神病性障碍、进食障碍、人格障碍、婚姻和家庭问题、人际关系冲突、职业技能缺乏、失业或找不到工作以及其他生活问题。当然还不仅限于此。在许多情况下，来访者一旦在某种程度上形成对物质使用的稳定性之后，他或她便会迅速面临其他类型的问题。第十六章和第十七章讨论了针对上述精神障碍共病的策略。

接受心理治疗培训的治疗师或咨询师可以整合很多干预措施到他们的工作中，以帮助来访者解决其他方面的困难。然而，如果治疗师或咨询师仅仅聚焦于物质使用障碍，那么他们就需要一个由专业人员组成的网络，这些专业人员可以提供相应的帮助。在这种情况下，需要通过合作来确保专业人员广泛参与到工作中。

来访者在长期康复过程中需要其他服务的帮助，如职业评估和咨询。治疗师和咨询师必须非常谨慎，避免过早给病人推荐职业培训，特别是对很多严重的物质使用障碍以及无法建立持续和稳定的康复过程的来访者。没有稳定康复的来访者如果接受职业培训，无疑处于早期脱落的危险之中，将会导致另一种失败。此外，也将导致有限的职业服务基金的滥用。

治疗师的基本技能

对物质使用障碍进行有效的临床干预工作需要多面性和灵活性。治疗师对物质使用障碍来访者的有效工作需要具备以下的知识内容和临床技能：

- 评估物质使用情况、对来访者的影响、改变的动机、应对策略和潜在的复发可能性

- 评估物质使用障碍对家庭的影响，如有必要，解决家庭问题和需要
- 建立一个治疗联盟
- 加强对物质使用的检查和发生改变的动机
- 通过解决具体的康复问题来提供直接的治疗
- 促进不同层次保健之间的联系
- 监测物质使用模式和相关行为的变化
- 评估精神障碍，确保来访者的其他精神疾病能够得到治疗
- 与其他服务机构合作
- 对有需要的服务进行推荐，如医疗、职业、心理、住房、经济和康复
- 提供自助项目和其他治疗项目的联系
- 倡导来访者的利益

第二章
了解物质使用相关问题

（对应自助手册第一章至第三章）

介绍

本章主要介绍了物质使用障碍问题的概况，帮助读者熟悉以下知识：物质使用障碍问题的发展趋势、与来访者建立联合治疗时积极态度的重要性、物质使用障碍的成因、DSM-Ⅳ-TR中物质相关问题的分类、DSM-Ⅳ-TR中对物质依赖和滥用行为的具体症状描述以及与物质使用障碍相关的一些问题。读者如果想要了解更多相关内容，可以查阅“参考文献”和“建议阅读”部分的资料。

物质使用问题的定义

当来访者正经历以下任何一种问题时，他就存在物质使用问题，如摄入酒精、烟草或其他物质，包括非法药物以及止痛药和镇静剂等处方类药物。这些问题可能影响其本人的功能领域：躯体、心理、家庭、人际关系、社会生活、学业、职业、法律、经济以及心灵。

当物质使用问题符合DSM-Ⅳ-TR具体的标准时，在临床上被诊断为物质滥用和依赖。尽管任何一种化合物都有可能被滥用而导致生理或心理成瘾，但最常见的滥用物质还是酒精、烟草和大麻。

物质使用的类型和当代趋势

美国国立卫生研究院在20世纪80年代进行的一项流行病学（ECA）研究结果发现，13.7%的美国成年人符合酒精滥用或依赖的短期或长期标准，6.1%的人有药品滥用或依赖问题。在对成人的精神和物质障碍的所有研究中，酒精使用障碍是最常见的，药品使用障碍排在第三位。

美国大多数吸烟者都有尼古丁依赖。但遗憾的是，烟草问题经常被忽略，而事实上，烟草依赖和许多医学问题以及致命的疾病都相关，并且在物质依赖障碍中比例最高。

尽管现在有减少使用某些物质的趋势，但研究数据清楚地显示，许多人有酒精、烟草或药品使用问题。即使每隔几年都会形成新的物质使用趋势（比如，20世纪90年代使用高纯度可卡因的增长和最近几年的处方类镇静药物依赖），但酒精仍然是美国目前滥用类物质中的第一名，而且会严重破坏许多人及其家人的生活。

专业人员的态度和治疗联盟

虽然在治疗物质使用障碍的临床工作中，知识和技能是十分重要的，但治疗师的态度对治疗效果也起着至关重要的作用。以下这些态度是妨碍治疗的：讽刺和消极、对治愈缺乏信心、不关心、厌倦、带批判性质的看法、死板地使用一种治疗方法、强烈地控制来访者的需要。而有助于治疗的态度包括：对治愈乐观而有希望、同情、不发怒和不带敌意以及灵活使用治疗方法。尽管在个体治疗中对来访者的同情心可能会随着治疗师本人的经历而有所增强，治疗师是否在治疗中使用同情态度对治疗效果的影响却没有显著差异。治疗师是否具有形成工作联盟的能力比治疗师的地位更能影响治疗效果。积极的态度能形成一种治疗联盟，与来访者真诚而有帮助地“联结”。当来访者感觉能得到治疗师的理解、接纳、喜爱以及尊重并形成信任时，就能促进治疗联盟的形成。治疗师与来访者之间有“联结”时，治疗效果也会变好。因此，治疗师建立和保持治疗联盟的能力是影响治疗结果的重要因素。

物质使用障碍和精神障碍共病

最近，物质滥用治疗中心的一篇关于治疗物质使用问题和精神障碍共病的报告中提供了以下这些与来访者建立良好治疗关系的原则（2005）：

- 建立和使用治疗联盟让来访者参与治疗过程
- 保持能够治愈的观点
- 处理好反移情
- 观察并控制精神病性症状
- 进行支持性和共情性咨询
- 使用适合来访者文化背景的方法
- 增强治疗的结构性和支持性

物质使用问题的成因

导致物质使用问题的因素很多，而且因人而异，包括生物因素、心理因素、社会因素或环境因素。（研究者及时间略）

生物因素

酗酒问题在某些家庭中总是出现，所以人们认为有些个体生来就具有诱发酗酒问题的遗传因素。大脑机制的不同和新陈代谢的差异增加了形成物质使用障碍的可能性。例如，有些人很容易形成对酒精或其他药品的耐受。他们的身体似乎以某种方式“需要”或者“想要”这些物质，这一点与没有物质使用障碍的人是不同的。另外，有些人从这些成瘾物质中获得身体上的愉快反应以至于每次摄入这些物质时都会得到强化。

心理因素

这些成瘾物质能使人消除焦虑或紧张，得到放松，应对或回避其他一些不愉快的感觉。有些人因为习惯于用酒精或药物使自己感觉更好而导致了物质滥用或依赖。还有些人具有某些让他们更易于使用物质并引起滥用的人格特质。

社会或环境因素

个体生活的家庭或社会环境会影响其行为，包括物质使用行为。一个人决定是否使用物质受到以下因素的影响：接触成瘾物质的机会，物质使用群体中来自同伴的压力，同伴的强化，对使用物质的角色模型（如父母）的观察学习以及从社会文化中习得的价值规范标准。

多重因素

上述因素的综合会导致一个人形成物质使用障碍。在物质依赖个案中，导致个体初次使用物质的因素可能与致使其继续使用物质的因素有所不同。对于有些人来说，使用物质带来的生理反应可能是导致其初次使用的主要原因，但对其他人来说这个主要原因可能是心理因素或社会因素。

物质使用的类型

即使不符合临床上的诊断标准，任何一种物质也都可以带来滥用或依赖或导致使用者产生其他问题。酒精和烟草是最常见的滥用物质，其次是大麻、可卡因和其他兴奋剂、鸦片、致幻剂以及吸入剂。很多人使用或滥用不同种类的物质。尽管有些人喜欢某种特定的物质或某一类物质，但还有些人并不区分或使用多种物质。

物质使用障碍的分类

DSM-Ⅳ-TR（APA，2000a）有以下几种物质相关障碍的分类。

- 中毒：指过量摄入酒精或药物的急性反应
- 戒断：指转变为停止或减少定量重度使用某物质的一种特定症候群
- 依赖和滥用：指由使用物质导致的带来重大损伤或个体悲伤的一些心理和行为症状。下面介绍的是依赖和滥用带来的症状

物质依赖

DSM-Ⅳ-TR 列出了 7 条物质依赖的标准，用于诊断带来严重影响或个人痛苦的物质使用适应不良模式。符合其中的 3 条标准且持续 1 年以上即可诊断为物质依赖。

- 耐受性。指的是出现以下两种情况之一：（a）需要明显增加剂量才能达到原有效应；（b）继续使用原有剂量，效应却明显减弱
- 戒断。戒断具有以下两种特征：（a）停止使用或减少使用量时，对某种特定的物质表现出戒断综合征；（b）用同一或近似的物质来缓解或避免戒断反应
- 失控。是指大剂量服用某物质，或者服用该物质的时间超出预期
- 无法减少或控制物质使用。是指长期以来有戒掉或控制使用该物质的欲望，或曾有戒除失败的经历
- 专注或强迫。是指花费大量时间来获得物质、使用物质或获得感觉
- 社交功能损害。是指由于使用物质而减少或放弃重要的社交、职业或娱乐活动
- 明知有害仍然使用。是指尽管认识到使用物质可能会引起或

加重持续性的或周期性的生理或心理问题，但仍继续使用

DSM-Ⅳ-TR 标准可能伴有或不伴有心理依赖。如果来访者的症状符合第一条或第二条诊断标准（耐受性或戒断），即可诊断为“伴有心理依赖”。其他诊断术语包括早期完全缓解、早期部分缓解、持续完全缓解、持续部分缓解、拮抗剂治疗（如美沙酮维持）以及处于监管环境中（如监狱、治疗所、医院）。

物质滥用的症状

物质使用模式不符合物质依赖的标准，但至少符合 DSM-Ⅳ-TR 列出的以下 4 种标准之一，且持续 1 年以上，从而导致严重影响或个人痛苦，即可被诊断为物质滥用。

- 不能履行主要的角色义务，包括工作、家庭和学校的各项活动。比如在学校或工作单位缺勤或表现较差，暂时停学或被学校开除，忽视孩子或家务活
- 在对身体有危害的情况下使用物质。包括使用物质时开车或操作机器
- 法律问题。是指经常发生与使用成瘾物质相关的法律问题，比如，在酒精或药品的影响下有妨碍治安的行为或驾驶而被逮捕
- 尽管已经产生问题但仍然使用物质。是指尽管因物质使用而引起或加重持续性或周期性的社交或人际问题，如夫妻冲突、打架斗殴等，但仍然继续使用

有害的后果

物质使用会直接或间接地导致任何一个职能领域出现问题。物质滥用和依赖增加了躯体、心理、精神、家庭以及经济上的风险。正如图 2.1 所示，物质使用问题可以分为从“轻微”直至“危及生命”六大类。意外、伤害、疾病、自杀和谋杀使得物质滥用或依赖对很多人来说是致命的。问题的严重性在不同的功能领域因人而异。有时物质使用的不良后果是很轻微或隐

匿的。比如，一个有酒精依赖的律师刚开始声称自己的工作没有受饮酒的影响。然而，经过她的治疗师仔细检查后，发现她随着饮酒问题的加重，有效工作时间下降了 15%。

问题的严重程度

0---------1---------2---------3---------4---------5

轻微　　　　　　中度　　严重　　　　　危及生命

问题类型

家庭	法律
躯体/健康	经济
精神	心理
社交	人际
娱乐	工作/学校
情绪	心灵

图 2.1　物质使用问题的分类

表 2.1 总结了在临床和研究文献报告以及在来访者评估和治疗阶段报告中的一些常见问题。来访者在物质使用障碍相关问题的数目和严重性上存在差异。此外，对来访者而言，通常都要尽量减小物质使用的不良影响，即使该来访者是在法律系统或雇用者的要求下来参加治疗。因此，临床医师不应期望来访者在治疗初期就坦言物质使用问题。尽管心理防御机制能够解释、拒绝或隐瞒，但是有些来访者从未深入地考虑他们出现的问题，从而没有意识到这些问题是由物质使用所引起的。

表 2.1　　与物质使用障碍相关的问题

问题类型	示例
躯体/健康	意外；伤害；营养不良；体重增加或减少；口腔卫生差；患肝、心、肾、肺等疾病的几率增加；口腔癌或咽癌；胃炎；水肿；高血压；性功能障碍；月经不调，怀孕或生育；患艾滋病的几率增加；早死
情绪	焦虑；惊恐；抑郁；情绪波动；精神病；自杀意念、感觉或行为；不可预测的行为；攻击性；暴力；自伤；耻辱感和罪恶感；低自尊
工作/学习	表现差；失业或辍学；缺勤；不可依靠并且效率低；缺乏兴趣；职业荒废；丧失机会
家庭	因分居、离婚或儿童福利机构的介入而导致的亲情缺失；家庭不幸和冲突；破裂的家庭关系；关于家庭的情绪负担（愤怒、伤害、不信任、害怕、担忧、抑郁）；缺乏交流

续前表

问题类型	示例
人际	友谊的缺失或破裂；人际冲突和不满；缺乏别人的信任和尊重
娱乐	对重要嗜好、业余爱好或其他休闲活动的兴趣减退或消失
法律	罚款；法律管制；被捕；定罪；拘留或入狱；缓刑或假释
经济	失去收入来源；过多的债务；拖欠贷款或忽视其他的经济责任；缺乏生存或生活保障；无法满足基本的食宿需求；经济资源耗光；不会理财

已认识到的物质的积极效应

尽管物质使用带来了诸多问题，但来访者也从中获得了益处。这些益处和对物质的心理依赖密切相关，它指的是令人愉快和放松的体验，来访者很享受使用物质带来的极度兴奋、镇定或者放松的感觉。有些来访者也声称他们在使用物质后感到更有活力、更有人际吸引力、性欲更强、更加敏锐或者更有创造性。其他来访者则认识到物质使用带来的好处是帮助他们解决或者逃离问题，或者减轻他们不愉快的感觉。即使物质使用存在许多负面效应，来访者也仍能细数其正面效应，因而继续使用。从来访者的角度来理解物质使用有助于治疗师或咨询师了解来访者所认为的物质使用的益处。第七章的决策表（参见本指南第七章的图 7.1 和自助手册的第五章）提供了一个帮助来访者识别物质使用的积极和消极方面的临床工具。

物质使用问题对家庭的影响

酗酒和吸毒问题通常给家庭带来负面影响（CAST，2004b；Daley & Miller，2001；NIDA，2003；Nunes *et al*.，2000；Parran，Leipman & Farkas，2003；Santon & Heath，2005；Tarter *et al*.，1995）。因分居、离婚或儿童福利机构的介入而导致亲情缺失。家庭成员感到被忽略，在某些个案中他们的基本生活保障被忽略。家庭经济负担的加重可以归结为以下几个方面：

（1）家庭收入被用来购买药品或酒；（2）因物质使用导致严重伤害而失去收入；（3）与法律、医疗或者心理问题相关的花费。家庭成员也时常感受到情绪压力，常见的有愤怒、恐惧、担忧、不信任以及忧郁。忽略、虐待或者暴力事件经常与酗酒以及吸毒有关。物质使用障碍使父母或者配偶行使其职责变得困难，从而导致了特定的家庭关系问题。由于与物质使用障碍相关的遗传倾向性和不良角色功能，酗酒者或吸毒者的孩子与其他的孩子相比，更容易出现他们自己的物质使用问题（Moss *et al.*，1995；Tarter *et al.*，1995）。

案例

以下个案给出了酗酒、烟草和酒精依赖，伴有多种药品滥用的鸦片依赖的示例。这些简洁的个案说明了物质使用障碍在症状、严重性以及对个体和家人的负面影响方面存在差异。

Randy（酗酒）

Randy，41 岁，已婚，是两个孩子的父亲，有着 16 年的酗酒史。他经营着一家小公司，有 4 名雇员。Randy15 岁第一次喝酒，17 岁第一次喝醉。他在 30 岁之前饮酒一直适度，此后他增加了饮酒频率和饮酒量，从每月喝几次到每周末喝六杯多啤酒，并且在工作日偶尔喝酒，每次喝四杯多啤酒。在过去的一年半里，Randy 有好几个周末都去饮酒作乐直至宿醉，导致他没去工作并且不如以前那样关心事业。由于他酗酒并且在周末不陪妻子和家人，他妻子开始和他吵架。在周末，Randy 去潜在客户那里做完调查后，经常逗留在当地的酒吧和俱乐部与朋友一起喝酒。

Nicole（烟草和酒精依赖）

Nicole，55 岁，离异，有两个成年孩子，是 5 个孩子的祖母。她有 30 年的酒精依赖史。她每天都喝酒，在她酗酒最厉害的时候，一次能喝掉一箱啤酒。多年来，她的酒精耐受性非常高。然而最近几年，她的耐受性下降了。她也经历过戒断性震颤，并且常常在早晨喝酒以消除震颤。她的酗酒导致了很多问题，比如严重的家庭矛盾，对她的孩子来说她不是个合格的母亲，还有财产问题、抑郁、自杀倾向，以及难以维持一份工作等。Nicole 曾经戒断过一年并且她的生活有了一些好转。她现在想讨论她的尼古丁依赖问题。一直以来，她每天吸两到三包香烟。Nicole 说她的尼古丁依赖给她带来了很多问题：走远路或者上楼时她会感到呼吸困难；她对很多小病的易感性增加；因为吸烟，她和她的一个儿子发生过激烈的争吵，她的这个儿子不愿意带他的孩子来她的充满烟雾的房间里看望她；并且吸烟花费了她有限的收入中的很大部分。

Steve（鸦片依赖和多重药品滥用）

Steve，36 岁，是一个离异的内科医生，他在高中时就开始喝酒和吸食大麻。在读大学和医学院期间，他的摄入量有所增加。但由于他天资聪明，仍然取得了优异的成绩。在见习期后的一段时间，他开始偶尔吸食海洛因和可卡因。在加入一个医疗机构后他仍然保持这种行为。过去的几年里，Steve 每天都用止痛药。他也开始静脉注射海洛因，同时也离不开鸦片。Steve 用了若干种其他药品来减轻他的焦虑、失眠以及压力。然而药品最终成了他生活的主要组成部分。在被强制治疗之前，他的药品依赖导致他的婚姻破裂。为了继续行医，他被州立监督机构要求戒绝酒精和所有违禁药品，参加治疗，并且周期性提交尿样来检验他是否戒毒成功。

第三章 对物质使用问题的评估

评估领域

物质使用障碍的评估与其他的心理健康评估不同，区别在于：详细的信息是从酒精或其他物质的使用模式、使用效果、物质对其他精神疾病的潜在影响、当前的戒除可能性以及对于继续使用和戒除的态度和信念中获得的。

物质使用的模式

治疗师应当了解患者当前（即过去几个月内）和过去的物质使用模式（各类物质的使用剂量、频率）和方法（比如静脉注射、肌肉注射、鼻腔吸入、口服），了解患者停用或未导致问题出现使用的周期，以及可获得的使用酒精或其他物质的原因。治疗师询问患者如何获得物质、所用的花费、物质使用的人际和社会背景，以及患者是否混合了物质以“增进”效果。如果患者注射药物，治疗师可以询问是否他或她与其他物质使用者共用注射器、棉球或清洗剂，因为共用以上任何一种器具都会增加感染或传播艾滋病毒的机会。

物质使用障碍的症状

治疗师应确定患者的物质使用模式与 DSM-Ⅳ-TR 中各种障碍的症状有何种相关（滥用、依赖、戒断等），是否有过耐受或生理戒断、使用物质的强迫观念行为或社会心理损害的症状。

治疗师询问患者由物质使用或相关行为导致或恶化的问题。这些问题可能出现在任何一个功能领域：躯体或生理、心理或情绪、工作或学校、家庭、人际关系、娱乐、法律、经济。在最初的评估阶段，患者通常会忽视或弱化物质使用对自己和他人的不良影响。治疗师可以在接下来的评估和治疗期间通过要求患者完成不良影响表（参见本指南的图 3.1 和自助手册的第三章）识别出更多的不良影响，此工作表要求患者列出由物质使用带来的且与各主要功能领域相关的问题。

不良影响表

因物质使用导致或恶化的问题

指导语： 在下面列出你认为是由于你这几年中饮酒、吸烟或物质使用所导致或加重的问题。然后将这八类从最严重到最不严重排序，用“1”表示最为严重的问题种类。

医疗或躯体或口腔	5	体重减轻 口腔卫生差 在车祸中受伤和摔伤
心理或情绪	1	感觉像个无名小卒 抑郁
工作或学校	4	工作能力只有 80% 病假请完了 夜校退学了，没有得到学位
家庭	2	妻子和孩子对我感到厌烦和失望 父母伤透了心
人际关系	7	朋友约翰对我厌烦了
娱乐	8	对不能喝酒的场合感到无聊 放弃了锻炼
法律	5	因为酒后开车被罚款
经济	6	在酒上花了太多钱 为家庭制造了经济困难 从不为未来存钱

图 3.1　一份完成的不良影响表

心理学或精神病理学的问题

治疗师询问患者是否最近经历过严重的精神病理学问题或心理学问题，比如抑郁、躁狂、焦虑、恐惧、强迫观念或行为、神经性头痛、自杀念头、杀人念头、自残行为（比如割伤、烧伤自己）、暴力攻击行为、强迫进食、赌博或性问题、饮酒或吸毒。治疗师询问患者是否有过因过去的创伤经历而引起的烦恼不安的体验，比如是否作为近亲结婚、性虐待或暴力事件的受害者，是否旁观过非正常事件，比如战斗、可怕的灾难。如果当前的症状或问题存在，治疗师可以询问患者它们出现的时间以及对患者的影响程度，以判断其主观痛苦感。治疗师询问患者物质使用是如何引发症状的，他或她如何看待症状对于物质使用的影响。是否有精神病家族史，是否接受过任何非物质使用问题的治疗（比如精神科住院治疗、日间医疗、社区居民治疗、门诊治疗、药物治疗）。在既往治疗的经验中，患者觉得什么是有效的，什么是无效的。第十六章、第十七章将列出对共病精神病障碍的评估和治疗策略更为详尽的细节。

既往病史和性经历

治疗师调查当前或过去的病史或口腔问题、最近使用的药物、药物过敏或副作用。有没有明显的家族病史？患者的性倾向是什么？有没有性问题的历史或高风险行为？静脉物质使用、无防护性交或与多位伴侣性交等，可能增加患者 HIV 阳性的机会。

社会心理史

治疗师询问患者与家人（父母和同胞兄妹、配偶、孩子）以及朋友的关系。治疗师也询问患者的学业、工作、经济和法律等情况，爱好和副业以及宗教倾向等。

改变的动机

治疗师询问患者为什么寻求帮助以及患者在他或她的物质使用方面想要改变什么。动机可能是外在的（比如，法律原因、老板、家人或其他重要的人），也可能是内在的，或者是两者都有。最初，患者通常因为某些外在压力而寻求帮助。作为初期评估的一部分，患者可以完成个人评估表（见本指南的图 3.2 和自助手册的第二章）。在个人评估表中，患者为物质使用问题的严重程度和他或她戒除物质使用的动机水平打分。治疗师应该明确患者处于改变的哪一阶段：无打算、打算、准备、行动、维持或结束（DiClermente，2003；Prochaska & Diclemente，1992）。

个人评估表

指导语：在回顾了你的物质使用模式和结果之后，请给你当前存在的问题的严重程度打分。然后给你当前戒除物质使用的动机水平和保持戒除的自信水平打分。

问题的严重程度

1------2------3------4------5------⑥------7

轻度　　　中度　　　重度　　　非常严重

戒除物质使用的动机水平

1------2------3------4------⑤------6------7

完全不想　　　有点想　　　很想　　　非常想

对自己保持戒除能力的自信水平

1------2------3------④------5------6------7

没有自信　　　有点自信　　　很有自信　　　非常自信

图 3.2　一份完成的个人评估表

既往治疗史和自助计划的运用

治疗师收集患者曾经参与的物质滥用治疗的信息（比如戒

瘾诊所、住院或门诊的康复方案、日间医疗或集中门诊方案）。自助计划包括治疗团体、中途康复站、门诊或治疗后咨询、嗜酒者互诫协会、麻醉剂互诫协会、可卡因互诫协会、理性康复、自我管理和康复治疗（SMART）等自助团体、妇女戒酒协会、适度管理或其他自助方案。患者对于既往治疗效果的感觉是什么，患者觉得什么是有效的，什么是无效的。治疗师也询问患者过去或正在进行的治疗（例如美沙酮、环丙甲羟二羟吗啡酮、溴麦角环肽、三环癸胺、戒酒硫）的药物治疗情况。

不借助帮助而尝试戒除的历史

治疗师询问患者过去在没有帮助的情况下戒除物质使用的尝试。许多患者没有借助专业、医疗或自助团体的帮助，而是靠自己戒除了烟草、酒精和药品使用。如果患者真的可以不需帮助而达到戒除，那么他运用的是认知、行为或其他的什么策略？

应对技能

治疗师评估患者对待问题、压力和烦躁感觉的模式。患者是将他或她的困难归咎于他人，还是承担责任？患者是否使用酒精或其他药品应对悲痛？患者一般运用哪种认知策略（比如自我反省、挑战和改变信仰或思想、积极的自我对话）？患者经常使用什么行为策略（比如逃避、充分检验新的行为、监测特殊的行为或举动）？患者运用了什么人际关系的策略（比如寻求社会支持、与知己分享问题和感受、在自助会上讨论问题）？患者运用了什么精神策略（如祈祷、冥想、参加常规宗教活动）？

社会支持系统

治疗师评估患者：是否有支持性的家庭或朋友？他或她是否有一个或多个知己？当前的人际关系令人满意吗？患者是否能给予和接受重要的人的支持或处理人际冲突？患者是否与主动滥用酒精或药品的同伴或朋友有联系？患者周围是否有可能

对酒精和药品的使用施加压力的人？

精力和复原力

评估患者对于自己精力和复原力的看法。他或她如何描述自己积极的品质和与工作、人际、学习、副业或其他生活领域相关的精力或能力？患者是否能迅速恢复精力，并且能够从逆境和挫折中恢复过来？

评估方法

为完成评估，治疗师可以运用临床或知情人访谈法、纸笔测验、尿检或测醉仪筛选、实验室测试或既往治疗的记录。具体方法的使用取决于治疗师的喜好、患者寻求治疗的原因和治疗师工作的系统。当被试被认为无法提供准确信息的时候，追加来源的信息尤其有用，比如实验室测试和家属访谈法。

临床访谈

临床访谈可以用来明确患者是否符合 DSM-Ⅳ-TR 中物质使用障碍的症状。访谈也可以被用于使用结构化工具，比如成瘾严重性指数量表（ASI；McLellan，1985）。ASI有 7 天和 30 天版本可以被用于评估不同治疗阶段的患者。临床访谈也可以是半结构式的，覆盖领域广泛，正如我们在前面谈论的一样。

知情人访谈

这种方法有时是有用且必要的，可以从对患者及其问题熟悉的人当中收集患者成瘾的信息。家庭成员、重要他人和专家（比如缓刑犯监狱官、家庭医生）可能提供关于患者的重要信息。当患者为了一个外在的原因而寻求帮助时，知情人访谈通常较为有效。由于对于暴露有酒精或其他药品问题的患者信息有严格的联邦和州立保密原则，治疗师首先必须得到患者亲手书写的许可，才能从家人、重要他人、既往咨询师或治疗师以及其他与患者有关的人那里得到和共享信息（比如刑事审判、社会服务、卫生保健专家）。

纸笔测验

密歇根酒精中毒筛选测试（Selzer，1971）、药物滥用筛选测试（Skinner，1982）或物质滥用简单筛选工具（CSAT，1994）这类简短的问卷调查可以用于补充临床访谈得到的数据。酒精使用障碍鉴定测试（AUDIT）（Allen *et al.*，1997）和药物使用筛选问卷（Tarter，1990）这类更全面的调查问卷可以用于收集更为详尽的信息，以区分问题出现的先后次序，并确定患者的治疗需要。也有问卷有助于评估治疗准备状态、感染艾滋病的风险、对物质的渴求和自助团体的参与程度。虽然这类问卷和其他问卷通常用于治疗研究的临床试验，它们对治疗师也同样有帮助。评估期间最适于使用这些问卷，因为治疗师可以用它们给患者提供反馈。当患者开始接受治疗和处在治疗中的不同时间阶段时，都可以使用与成瘾物质相关的问卷（比如，30 天或 90 天）（关于筛选工具的更多信息，请见 APA，2000b；CSAT，1994；NIAAA，2005）。

戒断量表

临床管理量表可用于评估酒精戒断（戒断评估临床研究工具；CIWA-Ar）或阿片戒断（阿片戒断评估；OWA）。CIWA-Ar 或 OWA 的得分有助于医生和护士了解如何开展药物治疗，以减轻药品戒断的症状（APA，2000b）。

尿检和测醉仪筛选

尿检和测醉仪筛选在早期评估中使用，在整个治疗过程中定期、根据需要或者随机使用。这种筛选有助于确定药品的近期使用、监控患者的治疗进程和保持戒除的难度，并提供了一个戒除的外在控制，许多患者都认可了它的作用。定期的尿检和测醉仪筛选在减少被强制治疗患者是否使用成瘾物质的争论上尤其有效。举例来说，卫生保健专家、运动员、律师、公交车司机、法院强制治疗的患者和其他强制治疗者经常被要求提交尿样作为监控戒除的方式之一。这些筛选方式实际上保护了被指责不当使用物质的当事人。有各种可以使用的测试，包括薄层色谱法（TLC）、酶免疫测定（EIA）/酶放大免疫试验（EPLA）和气液色谱法（GLC）。

实验室测验

过量饮酒可以提高血浆测定值，因此实验室测验可以用于帮助筛选酒精问题。然而，问题饮酒者可以得到正常分数，所以正常的分数不一定代表饮酒没有造成的生理损伤。诸如血浆r-谷氨酰基转移酶（GGT）和平均红血球值可以测量肝脏和制造红血细胞的损伤。其他的测试可以测量与酒精相关的非特异性改变，而不是测量器官损伤，如血浆糖缺陷转铁蛋白（CDT）测验。HIV 测验、肝炎抗原和抗体测验或其他的测验（如妊娠测验、结核菌素皮试、胸部 X 光片）可根据患者的具体情况使用。

既往治疗记录

以前的治疗实验记录或其他重要来源的记录（比如缓刑官、EAP 评估师）可以提供患者的补充信息。

患者对治疗目标的选择

治疗目标需要与每个患者讨论。这些目标根据当前的问题和动机而做出改变，要视治疗需要而定。在许多案例中，评估可以提供足够的信息去证明物质依赖或滥用的问题。在许多情况下，即使患者不满意目标，临床医生也应当鼓励戒除。在那些案例中，临床医生可以提供特殊反馈，说明为什么推荐戒除。然而有时患者没有达到物质滥用或依赖的标准，但已经有了物质使用的问题。尽管许多患者认同物质戒除是他们渴望的目标，但仍有一部分人只是想要减少他们对物质的不良使用。一些非依赖患者可能会成功地学会限制使用成瘾物质，但是其他人却认为，他们并不能持续做到这一点。

有些患者对于他们选择的治疗目标和实现这些目标所要求的动机感到矛盾。对于一些人来说，选择有两种：只是追求戒除的目标，或者不管可能出现什么问题，都按他现在的情况继续饮酒或使用药品。这种观点把目标看做跟交通灯差不多，要么是红色（停止饮酒），要么是绿色（继续饮酒，不停止）。如果目标是完全禁止使用，那么那些不想或不能停止的人经常放弃或退出治疗。对这些患者来说，减轻伤害的目标与黄灯相似，告诉司机减慢速度，小心前行，在慢速前进时注意危险。在经历了“减慢速度”方法的成功之后，患者通常会获得对自己能力的信心，相信自己可以改变高风险行为，而不是放弃或退出。通常，这种“逐步降低”的方法可以激励患者尝试将完全戒除（尽管可能延迟）作为最终的治疗目标。不能成功限制使用的患者更有可能最终达成戒除的目标。

案例

以下提供了四种不同的个案，他们寻求酒精或其他药品问题的治疗。这些例子清楚地说明了物质使用问题的实际影响有很大的个体差异。

Tracy（轻度影响）

Tracy，28 岁，已婚，两个孩子的母亲，有工作，有 6 年的酒精和大麻滥用史。Tracy 身体状况良好，成瘾物质使用没有给她造成重要问题。然而，她报告偶尔一次醉酒可能导致她与丈夫的争吵，她为此感到内疚，因为她为自己和家庭带来了困扰。Tracy 也曾在吸食大麻后发生了一场小车祸。

Don（中度影响）

Don，49 岁，大学教授，已婚，有两个成年的孩子。他有超过 10 年的饮酒问题，曾经两次成功戒酒，使他有几年保持清醒。在 30 个月持续的戒除后，他最近故态复发。尽管他被他工作的大学终身聘用，但他仍然有戒酒的压力，因为他最近一次狂欢影响了他教学的能力，他所在部门的教导主任对他施加压力，要求他再次寻求专业帮助。Don 承认，他的妻子非常担心他，并且为他感到伤心，他的孩子也对他的故态复发感到失望。几年来一直做得很好，而再次治疗使他觉得自己是有罪的、耻辱的。Don 最近一次故态复发也是抑郁发作的一个因素。

George（重度影响）

George，41 岁，失业，离婚，3 个孩子的父亲，有 23 年的酒精和海洛因依赖、烟草依赖以及高纯度可卡因滥用历史。他的妻子离开他已经超过 15 年，当时他因盗窃被逮捕入狱。那时，他为了支付每日昂贵的海洛因的费用而犯罪。尽管他在过去 11 年中并没有使用任何一种麻醉剂药物，但是他的饮酒量猛增。近来，他也开始使用高纯度可卡因。他声称，他的成瘾导致了他的生活出现许多严重的问题，包括失去了一些重要的女性朋友；成为抢劫犯罪的牺牲品，至少三次受到暴打；多次被逐出公寓，使他无家可归；营养不良，导致体重减轻，口腔问题和身体虚弱；过量饮酒造成了胃炎、痛风；过量吸烟引起了慢性阻塞性肺病；多次失业和工作能力下降。他多次因为醉酒和销售药品被捕。George 已经几次入狱了，四次因为酒精综合征住院，两次因为吸食高纯度可卡因出现自杀意念而被送入精神病院住院，在医院和救世军戒毒中心接受了超过 20 次的戒毒治疗，至少四次接受成瘾康复项目和中途之家项目。

Liane（共病障碍）

Liane 是个家庭主妇，她的两个儿子都进入了青春期。尽管她拥有生物学博士学位，但她仍然乐意做一个“居家母亲”。她的丈夫是一位大学教授。抑郁和酒精依赖共同造成了她的慢性问题，她的精神科医生告诉她，在对她的抑郁症进行心理治疗之前，她需要做到戒除酒精使用。所以，她将戒酒作为唯一的治疗选择，在一个戒酒中心完成了一次课程。课程工作人员告诉她，她的抑郁症是酒精依赖引起的，她的精神科医生却给出另一种解释（她饮酒是为了缓解抑郁）。Liane 说，两种解释都有道理，她经常通过喝酒缓解抑郁，但接着陷入恶性循环的后果会使她感到更大的负罪感和抑郁，恶性循环通常伴随着双重障碍问题。她在心理健康和成瘾治疗之间感到“左右为难”，并且，她热切地盼望能够有一个综合治疗方法可以一次解决两个问题。从她的动机观点看，她还没有准备放弃饮酒，因为她认为这是唯一的减压方法，至少短期看来是这样。（她的姿态反映出一个减少危害的基本设想：除非有适当的方法替代，否则不要轻易否定患者目前采取的主要应对措施。）

Liane 同意参加一个综合的门诊治疗项目，可以同时解决她的饮酒和抑郁问题。在保持追踪记录她的饮酒量和相关情绪状态之后，她可以对两者之间的关系有更多的了解。治疗几个月后，她被要求参与冥想和维持两周的正态训练。在这个练习中，她要保持戒律，不能使用任何可能使她思想消沉或妨碍意志的麻醉品。在训练之后，她承认报告使用冥想去解决抑郁和酒精渴求的问题获得了成功。她说：“自从参加冥想的项目，我认识到我不再被自己的想法控制，包括饮酒的冲动和渴望。我只是接受了这些状态，顺其自然，继续前进。”治疗结束已经超过四年了，Liane 没有再使用酒精。她能够将目标从减少危害变为完全戒除，要感谢她的治疗师的支持，治疗师乐意支持她，尽管她的治疗目标多次改变。

第二篇

治疗方案 2

第四章 物质使用问题的治疗方案

（对应工作手册第四章）

介绍

如何对具有物质使用问题的患者进行有效的工作，这需要治疗师留意并能够使用尽量多的治疗资源。在这一章中，我们将简要地讨论各种治疗设施问题。

一般来说，我们采用治疗的最低限度，除非物质使用障碍比较严重并且伴有躯体、精神和社会问题等，在这种情况下，我们需要使用结构性的或者医疗监控的治疗。我们建议治疗师熟悉美国成瘾医学学会（ASAM，2001，2003）的标准，以便他们能够对患者做出合适的治疗决定，即能够给出属于他这一级别的医疗处理。ASAM 描述了以下五个级别的处理：

- 等级 0.5——早期干预
- 等级 1——门诊服务
- 等级 2——集中门诊（IOP）或日间医疗（PH）服务
- 等级 3——社区或住院服务
- 等级 4——医疗管理集中住院治疗

ASAM 使用从六个维度综合考虑得出的具体标准，来确定出最合适的处理级别。这六个维度分别是急性（酒精）中毒和/或潜在的戒断反应、躯体生理状况和并发症、情绪或行为状态及并发症、治疗依从或抵抗、复发的可能性以及康复环境。

早期干预（等级 0.5）

这一级别的干预指的是“前治疗”方法，这可能会导致个体接受或不接受专业处理。一个例子就是：在有影响的方案或者其他服务下，为那些极有可能发展为物质使用问题的个体或者为那些目前没有足够信息去诊断的障碍而操作。

门诊和出院后治疗方案（等级 1）

这些方案的疗程不同，从几周到几个月也可能更长。它们可能被用于康复方案之前或之后进行，或者单独进行。这些治疗方案的目的在于帮助患者做到并且保持戒除，或者减少有害的物质使用，以及做出人格上的改变来促进康复和减小复发的风险。在特定的设置下，个体咨询、团体辅导、家庭治疗、药物治疗和其他辅助性的帮助都可能被使用。门诊治疗最适合那些没有戒断并发症风险，具有稳定的生理和心理状态，愿意配合治疗，即使支持非常少也能维持戒除，并且拥有支持性康复环境的患者。

非社区的成瘾康复治疗方案（等级 2）

这些短期（2～6 周）方案包括集中门诊和日间医疗。这些治疗方案给那些不需要监护和结构性社区治疗以及住院治疗的患者提供成瘾教育和康复治疗。有时采用“渐出”方案，主要针对那些已经接受了社区戒断治疗或医院戒断治疗的患者；有时采用“渐入”方案，主要针对那些已经接受了许多传统的门诊治疗但却没有显著进步的患者。这些方案适合那些戒断风险小，没有严重的躯体疾病，对康复非常阻抗需要结构化治疗方案，没有密切监护和支持很可能复发，并且没有一个支持性康复环境的患者。

住院治疗和社区康复方案（等级3～4）

尽管系统保健使物质使用障碍的住院治疗和社区方案可用性大大降低，但是仍然有多种方式可供选择。这些选择包括以医院为基础的和非医院为基础的社区方案。有些是“一般”意义上，只要患者符合标准，就可以采用的方案。还有一些是专门服务于特定人群的方案，这些人群在成瘾的类型和严重程度、性别、家庭情况和种族等方面需要特殊考虑。以下是简要描述各种住院方案。

短期成瘾康复方案

传统的28天康复方案已经大大改变。现在许多方案提供了一个时间机动的住院计划，许多患者住院不到14天就出院了。除非有严重的躯体或精神问题，非医院为基础的方案仍然是康复的首选。戒断成瘾康复方案通常推荐给那些在设施较少的治疗下不能启动或维持康复的患者，门诊治疗、集中门诊治疗或日间医疗都属于设施较少的治疗。它们也被使用在那些严重成瘾的患者身上，这些患者需要接受一段时间的结构性社区治疗来打破成瘾的恶性循环，康复方案同时也帮助激发他们自身康复的功能。短期戒断成瘾康复方案同样适用于那些具有高复发风险、康复环境不良以及不方便接受门诊治疗的患者。

长期成瘾康复方案

有些患者成瘾问题严重，同时社会心理障碍严重（例如，没有社会支持，缺乏职业技能，曾多次复发，有严重的违法问题），需要长期的治疗方案（数月至一年或更长），以保持清醒戒除并解决重要的生活问题和人格问题。长期康复方案包括治疗性社区、疗养所和专门处理特定人群的方案。特定人群如男性、女性、有子女的女性、特殊种族人群和因物质使用导致相关刑事司法问题的人群等。长期方案的趋势也是向短期方案发展。例如，过去治疗性社区方案一般超过两年，现在则缩短为数月至一年以内。

戒毒治疗（等级3～4）

戒毒指的是患者逐渐脱离酒精或其他药品的过程。医学戒毒可在戒毒康复机构、精神病医院或普通医院进行。医疗戒毒将显示是否有记载的或现有迹象表明的戒断反应出现，如癫痫，震颤性谵妄（DTs），或严重的自杀意念。在现代医疗中，医学戒毒通常持续数天。严重的鸦片依赖和苯二氮类依赖患者通常先接受戒毒方案，经过数天之后才是门诊或日间医疗，这个过程要持续数周或更长的时间。

一些患者受益于“社会戒毒”方案，该方案提供支持性治疗、休息和营养补给。但是对出现复杂戒断反应的患者要及时转诊至医疗机构。社会戒毒方案通常提供给那些来自较低社会经济群体的慢性物质使用障碍患者。

门诊戒毒治疗适用于那些非严重形式的物质使用障碍患者，这些患者没有显示出任何与物质使用关联的严重躯体或精神问题，并且他们有来自家庭或其他人员的支持。通常需要给这些患者提供的是心理咨询服务。

戒毒包括提供药品以减轻戒断症状。如果没有康复方案或门诊治疗等方案跟进，戒毒的作用将会受到限制。虽然没有一个标准程序来戒毒，但是具体的协议仍是必须的，它将用来指出何时用药、加药或减药。第六章将提供针对不同物质使用障碍的戒毒药物的信息。

特殊方案

其他特殊治疗方案包括专门用于戒烟的设计方案，专门用于研究特定类型的门诊心理治疗（例如，应对方式训练、预防复发）或药物治疗的治疗研究协议的一个部分，或者是为双重障碍患者（例如，物质使用障碍和精神病性障碍）设计的方案。

阿片类药物维持治疗（OMTs）

OMTs 包括美沙酮维持治疗（MM）和丁丙诺啡维持治疗，可用来帮助那些未能成功戒毒的鸦片成瘾患者（CSAT，2005a；Pani *et al.*，2000；Payte，Zweben & Martin，2003；Saxon，2003；Stein，Greenwald & Kosten，2003；Thomas，2001）。OMTs 和同时提供的健康教育和咨询服务，旨在帮助患者最终戒断鸦片。虽然很多患者实际上依赖 MM 达数月甚至数年之久，但是 MM 确实有助于减少违禁鸦片的使用，同时也减少了相关的违法行为，并帮助患者康复工作和社交功能。尽管存在争议，MM 仍然是一种对于无法戒断海洛因或其他鸦片类药品的患者的有效治疗方法。

丁丙诺啡刚被美国食品药品管理局批准用于鸦片类毒瘾的治疗。丁丙诺啡只有获得特别认证的医生才有处方权。它被用在办公室为基础的医疗场所，以及专门治疗鸦片类药品成瘾的诊所，以帮助患者戒除鸦片或是维持治疗。丁丙诺啡也被用在疼痛治疗中。

患者家庭作业

✎ 完成初始目标治疗工作表

第五章 物质使用障碍的心理治疗

介绍

对于酒精、烟草和其他药品问题，有许多的心理治疗和咨询方法。虽然有一些专门的治疗方法在临床实验中表现得比其他方法更为有效，但是到目前为止，仍然没有任何一种方法能有效适用于所有患者。例如，在一个酒精成瘾患者的大规模多中心研究中，患者被随机分配到三个治疗组（认知行为的应对技能训练，动机提高治疗，以及 12 步便利疗法），结果发现，三组疗效接近（MATCH 计划，1998）。虽然三种治疗都让患者受益，但是没有一种疗法是显著优于其他两种的。这三种治疗都是由经过培训的咨询师所使用的规范的治疗方法。

虽然短期治疗对于一些不太严重的酒精成瘾问题有效，但是对于药品成瘾问题仍然需要使用长期治疗方法（OnKen，Blaine & Boren，1997）。对于许多患者而言，物质使用是一个慢性的障碍，它需要长期接收专业治疗，需要自我帮助计划，或者说两者都是必需的（McLellan *et al.*，2000）。

近年来，很多专门的个体和团体治疗方法在治疗手册中出现（关于这些专门的治疗方法，见 CSAT，NIAAA 和 NIDA 的参考文献）。大多数手册最初用于临床实验和描述治疗方法的理论定位问题，并用于解决个体、团体、家庭治疗中的康复问题。

表 5.1 表明，目前在物质使用问题的治疗中有很多方法可

以使用。虽然本书用了大量的篇幅来讨论各种治疗方法，但是我们鼓励有兴趣的读者去查阅成瘾问题的主要教材，或者专门的 NIAAA 或 NIDA 治疗手册（这些和其他资源在参考文献和推荐书目中列出）。

表 5.1　心理治疗方法和对策

认知行为治疗
应对和社会技能训练
社区强化法
双重障碍（物质使用障碍和精神病性障碍）疗法
家庭婚姻治疗
减少伤害
个体戒毒咨询
戒毒团体辅导
加强动机疗法
动机访谈
康复的神经行为塑造
预防复发
社会网络治疗
12 步便利疗法

患者的治疗选择

鉴于 MATCH 计划的结果并不支持“在治疗酒精成瘾问题上，患者特征将预测谁更适合于三种治疗方法之一”这一假设，后续的结果也表明三种方法疗效相差不大，因此，我们建议使用另一种方法，即让患者自己选择。因为没有确凿的证据证明哪一种特定的治疗干预措施优于其他治疗方法，因此我们将给患者一个列有各种治疗方案的菜单，让患者自己选择（见表 5.1）。要有效地进行这项工作，需要让患者了解各种治疗方法的基本原则和假设，我们可以通过让他们观看视频或者书面材料的方式，让他们知道各种备选方案的差异。我们鼓励他们选择最适合自己的态度和个人喜好的治疗方法——并做到知情同意。如果患者最初的选择方案不奏效，我们将让其尝试第二个选择，这样一直到最终方案被确定。

治疗原则和指导方针

以下是简要的治疗原则和指导方针，可以作为处理物质使用障碍的治疗框架。这些来自于以往文献的综述，NIDA 的治疗原则（1999b），也来自于我们临床护理的经验。

1. **评估：开始和持续。**完整的初步评估需要明确物质使用障碍的诊断，这些障碍的影响，患者的具体情况和治疗的目标（Donovan & Marlatt，2005）。患者需要被评估是否患有艾滋病毒/艾滋病、乙型和丙型肝炎、肺结核和其他传染病（NIDA，1999b）。患者检测呈阳性，可以接受适当的医疗帮助和心理咨询来解决他们患病之后的反应。在持续的治疗中，仍然需要持续观察患者的酒精和药品使用情况，以及评估其他需要预防的问题（比如社会、家庭、职业、住房、财政、心灵、法律等）。各种评估策略可以用来完成对每一个需要治疗的患者的详细评估（见第三章）。
2. **治疗设施**。物质使用障碍有很多有效的治疗设施。有的患者参加单一类型的治疗设施，而有的患者则来回更换各种治疗，因而面对很多设施。一般来说，在可行的情况下我们使用最小限制级别的治疗。例如，住院治疗和社区方案一般不作为常规使用，在此之前，我们通常会尝试其他治疗，除非物质使用障碍严重并且伴随有躯体和精神问题（见第四章）。理想情况下，治疗需要提前准备好，但是事实并非如此。有很多次治疗师或者个案管理者（如果有的话）为了患者利益和其他系统交涉。
3. **治疗联盟**。建立和维持治疗联盟是至关重要的，它帮助患者进行治疗并维持在足够长的治疗时间里获益，同时有助于坚持个性化的治疗方案（Onken，Blaine & Boren，1997；Petry & Bickel，1999）。临床医生必须注意到对于与物质使用患者之间的治疗联盟有影响的有益和无益的态度与行为。
4. **患者动机**。因为患者通常不太愿意接受治疗，所以医生需要有好的策略激发他们接受并维持治疗。很多患者是因为外界的刺激或压力才接受治疗。治疗也并非一定要自愿参加才能有效（NIDA，2000a）。激发动机和顺势强化法能够用来帮助患者接受和坚持治疗（如 CSAT，1996b；Daley & Zuckoff，1999；Miller & Rollnick，2002；Swanson *et al.*，2002；Ziedonis & Trudeau，1997；Zuckoff & Daley，2001）。对于那些中途退出治疗的患者，还经常要使用外出协助工作。

5. **灵活性**。在治疗中需要一个灵活的方法。如果某种类型的方案或干预治疗效果非常小或者根本没什么效果，我们就需要考虑另外的方案。心理治疗、药物治疗和自助方案对于物质使用障碍而言都是很有价值的方法。在治疗中我们根据患者的进步与否来及时调整治疗方案。治疗的重点应该是动态的，是根据患者的问题或现状而改变的。例如，一个从酒精成瘾中走出来的患者患上了抑郁症，我们灵活的治疗方案就可以帮他解决情绪障碍。一个经过数周门诊治疗仍然无法脱离可卡因的患者，将被转介到更高级别的治疗中去，比如社区治疗，住院治疗，或是集中门诊治疗方案。如果一个鸦片成瘾的患者在接受心理治疗后仍然无法成功戒毒，那就可以使用药物治疗来更好地帮助他（例如，美沙酮维持治疗或丁丙诺啡维持治疗）。
6. **治疗时间**。治疗的有效与否经常取决于患者能否维持足够长的治疗时间，尤其是物质依赖患者（NIDA，1999b）。大多数情况下，物质依赖治疗是一个长期的过程，通常需要患者维持至少 3 个月的治疗，特别是门诊患者。短期干预对于酒精使用障碍和酗酒的大学生最为有效（Baer *et al.*，2001；Bien，Miller & Tonigan，1993；CSAT，1999a）。
7. **治疗方式**。单一的治疗方式一般很少奏效。通常患者需要联合治疗，例如心理治疗联合自助计划，或者心理治疗、药物治疗联合自助计划。心理治疗可以单独使用，或者和药物治疗以及支持小组联合使用。有一些治疗，例如戒毒，如果没有紧接着加入其他方式的治疗，比如社区治疗、住院治疗或集中门诊治疗，效果将会大打折扣。

8. **药物治疗帮助了很多患者，尤其是和心理治疗一起使用时**。药物治疗（见第六章）可以帮助患者安全地戒断成瘾物质，帮助他们持续康复（例如，纳曲酮或坎普拉尔对酒精依赖，氨克生对鸦片依赖），替代高成瘾性物质（例如，美沙酮或丁丙诺啡替代海洛因或尼古丁），或是用于治疗并发的躯体或精神疾病（例如，抗抑郁药物对抑郁症，或情绪稳定剂对双相障碍）。对治疗师来说，评估是否需要药物治疗以及监测他们能否坚持服药是一项重要的任务。
9. **治疗阶段**。物质使用障碍患者有不同的康复阶段或时期（Connors，Donovan & DiClemente，2001；Prochaka & DiClemente，1992；Rawson *et al.*，2005）。对于他们来说，康复不是一个直线的过程，因此患者不会平稳顺利地从一个阶段过渡到另一个阶段。并且因为很多患者治疗效果逐渐减弱或复发，他们会在不同的阶段之间来回切换。阶段变化范式提供了一个基础广泛的治疗框架，这一框架考虑到治疗的时间和其他特殊的康复问题。治疗的目标也将根据患者目前所处的阶段和可能面临的特殊问题以及挑战而改变（见第七章）。
10. **治疗问题**。康复的过程，涉及改变物质使用以及其他领域的功能。每个患者都可能在任何重要的领域发生功能的特殊改变——躯体、情绪、家庭、社会、人际、心灵和其他方面（见第八章）。从最有效的角度说，治疗也应该同时解决患者的其他问题和需要，而不仅仅是物质使用障碍。阅读 AA、NA 和其他互动自助手册和期刊，可以帮助患者解决他们在康复道路上遇到的治疗问题（见自助手册；Daley，2004a，2004b，2005；Daley & Douaihy，2005；www. staying-sober. lifejournal. com）。
11. **应对技能**。患者能够处理引起物质使用障碍的问题或者障碍本身导致的问题的这种应对技能的习得，是长期治疗成功的关键。患者常常需要帮助来发展认知、行为和人际交往技能以应对康复过程中的挑战（如控制渴求、不安感、人际冲突、使用物质的压力以及复发的信号——见第七章至第十五章）或者管理共病的精神障碍（见第十六章和第十七章）。培养的应对技能包括教育、觉察、练习以及改变无效应对的能力。应对在很多认知行为策略中是关键所在，包括复发干预反应（Daley，Marlatt & Donovan，2005；Monti *et al.*，2002）。

12. **综合方法**。治疗需要体现对患者情况的综合考虑，包括患者过去和现在的物质使用模式、身体和精神状况、年龄、性别、家庭情况、种族和社会环境。有特殊需要（例如住房、职业培训、精神并发症）的患者需要相应的帮助，尤其是当它们干扰物质使用患者的康复时。
13. **家庭问题**。因为物质使用障碍会给家庭带来不良影响，这个问题需要和患者进行讨论。讨论的焦点应该放在物质使用障碍对家庭的影响、改善家庭关系以及哪些事情对家庭有益（例如，专业帮助和/或自我帮助）等方面。带入家庭问题通常对患者及其家庭都有好处（见第十三章）。患者从家庭中得到支持，同时家庭成员也有机会说出他们的情况并获得帮助和支持。当家庭成员，尤其是青少年加入到治疗中时，结果会得到改善（DINA，2003；Stanton & Heath，2005；Stanton & Shadish，1997）。
14. **社会网络**。一个支持性的社会网络有助于康复。帮助患者评估和建立社会支持并且加入自助计划，是长期治疗成功的关键所在（见第十四章和第十五章）。在一些实例中，患者将被帮助学习辨别潜在的支持性资源和如何向他人寻求帮助。
15. **精神科并发症**。物质使用障碍患者需要评估是否有精神障碍共病（见第十六章）。如果患有精神障碍，那么治疗计划和临床方案就需要将其考虑在内（见第十七章）。患有严重精神障碍的患者可能需要“加强双重诊断”服务，而那些不太严重的患者则受益于“适合双重诊断”服务（ASAM，2001）。前者主要由精神卫生系统提供，而后者主要是在戒瘾机构中进行。

16. **失控和复发**。虽然有可靠的证据证明物质使用障碍的治疗成效，但失控和复发仍很常见。很多患者在康复过程中并非经历一个直线道路。与失控和复发相关的问题需要得到解决，这样才能为患者应对潜在的高风险情况做更好的准备，并且减小退回到一个物质使用障碍患者的可能性（见第十八章和第十九章）。

17. **进展评估**。有各种途径来评估进展情况，包括物质使用的减少或停止，由物质使用导致或加重的生理心理问题的减少，以及任何领域的功能改善。进展不是一个“全或无”现象，而是需要结合患者的具体问题和治疗目标来考虑（见第二十一章）。治疗效果受到患者（如物质使用障碍的严重程度、动机、个人资源）、治疗（如方法、类型和时间），以及各种环境（如家庭和社会支持）的影响。

短期干预

根据物质滥用治疗的逐步加强保健模式，处在思考前或思考中阶段的患者可能从治疗师或专业医疗机构提供的短期干预方案中获益。理想情况下，短期干预将推动患者前进至准备和行动的变化阶段。短期干预是一些时间限制策略，这些策略尤其对那些高容量的治疗活动有效，在这些治疗中，干预者只有有限的时间和患者一起工作（例如初级保健医生、创伤中心或危机干预机构的咨询师或医务人员）。短期干预对狂欢饮酒的大学生、因酒后驾驶被捕的人、流浪的青少年、孕妇以及其他各种各样的高危人群也都有效（Bien，Miller & Tonigan，1993；Marlatt，1998，2000；Marlatt & Witkiewitz，2002）。通常这些方案包含一个开始阶段，一般维持 5～20 分钟，主要是为了选择治疗的目标（减少伤害或戒除成瘾）。干预的策略从非对抗的方式（例如动机访谈）向直接给出建议（例如提供直接反馈，建议患者放弃或减少成瘾物质使用并商定一项行动计划）转变。

短期干预对那些一开始拒绝参加长期治疗的患者来说能产生长期影响。它的关键部分简单概括为 FRAMES（Bien，Miller & Toniga，1993）：

1. **反馈（Feedback）**。治疗者向患者提供针对诊断或问题的具体客观的反馈，这些诊断或问题通常通过临床问诊、病历、化验报告和/或间接数据（例如家庭成员提供的资料）获得。反馈向患者提供有效信息，包括诊断及问题的影响，以及许多问题之间可能存在的交互作用，这些信息可能导致患者同意接受专门的治疗。对于物质使用问题，明确的化验结果就是反馈。这些包括血液中酒精含量高，肝酶升高，与物质滥用相关的躯体疾病的出现或加重，尿液分析结果等。其他反馈项目包括评估戒断症状，耐受性的改变，以及由物质使用引发的行为或问题（例如家庭、法律、工作）。例如，治疗师可能对患者说："布莱克女士，我们的化验结果显示，在您的尿液中可卡因含量很高。并且您和您的丈夫都告诉我们您每天使用大量的可卡因，即使您想戒断似乎也坚持不了几天，在您不使用药品时您感到抑郁甚至想自杀，您开始和丈夫争吵，耽搁了很多工作，并且您在药品上浪费了很多钱。所有这些症状和行为表现合在一起，说明您已经达到了可卡因依赖的标准。您甚至对自己说您已经上瘾了，所以您知道您在药品使用方面存在很严重的问题。同时我也相信之前您告诉我的焦虑和心悸也可能都是由药品使用所引起的。您使用可卡因的数量和频率说明您目前的成瘾程度很严重。"
2. **责任（Responsibility）**。做出寻求帮助或改变的决定，是患者应尽的责任。虽然我们会针对治疗方案或改变策略向患者提供建议，但是患者自己必须对疾病承担责任并做出接受治疗的决定。针对患者物质使用诊断和问题的明确而具体的反馈，可以使患者形成内疚感并且激励患者产生寻求进一步帮助的责任。
3. **建议（Advice）**。针对如何处理问题，我们会向患者提供具体的建议。例如，对一个酒精成瘾的患者，医生可能会说，"我们遇到过像您一样难以控制饮酒的患者，专业治疗让他受益匪浅。我强烈建议您来接受帮助，并且推荐您去看……或者加入针对……的方案”。或者说，“您告诉我您很担心您的饮酒问题，并且它严重影响您的健康和家庭。我建议您停止饮酒，这样您的肝脏才有机会康复，而且您和妻子的问题才可能得到解决。我想您可以在……治疗中受益”。

4. **菜单（Menu）**。不同的治疗方案和改变计划都将提供给患者，他可以从中选择。治疗者可能会对一个中度大麻成瘾或滥用酒精的患者说：“我会帮助你解决对大麻（或酒精）滥用的依赖。”或者对重度物质依赖的患者说：“您陈述了严重的海洛因问题，在将近两年的时间内，您每天注射大量可卡因。我推荐您接受戒毒和康复治疗。有很多好的治疗方案，我可以给您介绍，并且您来决定您要参加哪一项治疗。”

5. **共情（Empathy）**。由积极的治疗联盟和治疗关系是建立在和患者共情的基础上的。这取决于治疗者能否接纳、理解并衷心地希望帮助患者，而且能很好地传递给患者这些信息。对于治疗者而言，和一个抑郁患者共情是相对容易的事情，而和一个酒精或其他药品成瘾患者共情就困难得多。治疗者的成见和消极的态度或反应会阻碍他们帮助这些患者，所以内科医生或保健人员必须意识到他们本身对于这类问题的态度、感知以及信念。举个例子，如果酒精或是其他药品依赖被看做是个体不好的行为和缺点，而不是严重的生理心理障碍，那么我们就不可能很专业地去帮助那些深受其苦的患者。医疗保健和精神卫生专家有时为这个问题而争执，因为他们把成瘾患者看做是被药品所操控的、缺乏动机的、反社会的，或者把他们当做麻烦来处理。他们从行为表现上来判断评价患者，而不是将这些行为视作成瘾后的一些可以改变的症状。一些临床医生反应消极，甚至将患者推得远远的。接纳患者并传递共情是影响患者参加治疗和改变的重要因素。

6. **自我效能感（Self-efficacy）**。医护人员要在患者随时可能做出积极变化的时候支持他们的信念。要向患者传递事情可以变得更好的现实乐观态度。例如，我们可能告诉患者："看来过去这段时间，有了你妻子的支持，你能很好地应对毒瘾问题，定期与你的治疗师见面，并且参加 NA 会议。有了这些基础，你会做得更好，这也将帮助你回到康复的道路上来。"或者说："你很诚实，你几乎又要开始饮酒了。但是，事实是你没有喝，虽然你非常想喝。这是一个非常好的开始，表明你不仅有意愿而且有能力保持清醒。让我们谈谈更多可以帮助你保持戒酒并且防止复发的事情。"

治疗结果

许多综述和元分析，以及来自个体、团体、家庭、药物或联合治疗的多中心或单中心临床试验结果都表明临床干预的积极效果(Crits-Cristoph *et al.*，1999；CSAT，1999a，1999c，2000a；Daley & Marlatt，2005；Higgins & Silverman，1999；Hubbard，2005；McLellan *et al.*，2000；NIAAA，1999，2000，2005；NIDA，2000a；Rounsaville，Carroll & Back，2005；Stanton & Heath，2005)。患者坚持足够长的治疗时间可使治疗有效。

不超过三个月的短期干预对酒精使用障碍有效，然而目前仍然没有足够的证据证明短期干预对药品使用障碍有效，但是，动机干预能够帮助药品滥用或依赖患者接受治疗或者成功地从一个级别过渡到另一个级别（例如，从住院或社区治疗到门诊治疗；Daley *et al.*，1998)。

大量文献中提到的治疗的积极作用包括以下几条：

- 提高治疗的参加率
- 提高治疗的坚持率
- 提高治疗的完成率
- 停止物质使用
- 减少物质的使用数量和频率
- 改善功能——躯体、心理、财政、心灵和社会功能（例如，降低艾滋病传播率和患病率，降低急诊服务使用率，降低自杀率）

- 改善家庭功能和家庭成员的关系，降低因分居而导致的家庭破碎、离婚或将子女送入保护儿童福利机构的几率
- 增加婚姻的满意度和稳定性
- 对孕妇更有利（例如，降低婴儿出生就成瘾的几率；婴儿出生时有更高的体重并且减少了专门的新生儿护理费用）
- 改善社会功能——减少违法行为或因酒后驾车而被拘捕的几率，提高就业率，并且减少对社会福利的依赖

第六章

物质使用问题的药物治疗

（对应工作手册第十五章）

物质依赖的药物治疗

在酒精或药品依赖治疗中，药物治疗被多方位使用（O'Brien，2005；Vocci，Acri & Elkashef，2005）。第一，药物用来缓解患者身体对酒精或其他药品依赖的戒断反应。第二，药物被用作海洛因或尼古丁类成瘾物质的替代品。例如，美沙酮被用于海洛因或其他鸦片类药物成瘾患者的维持治疗。这就让患者将成瘾从不被批准的街头药品转移到医疗监控下的药物上来。第三，药物用来减少患者对酒精和药品的渴求，并且降低了复发的风险。例如，纳曲酮、阿坎酸、托吡酯用于酒精成瘾患者，莫达非尼和巴氯芬用于可卡因成瘾患者。第四，药物还可以以服务于其他特定类型的成瘾物质为目的。例如：戒酒硫作为酒精的克星用于酒精成瘾患者，因为服用这种药物可以给酒精成瘾患者带来一种令人恶心的反应。纳曲酮则阻断了阿片类药品带来的欣快感，所以当患者服用阿片类药品时不会有平常的欣快感出现。第五，药物还被用来治疗精神或躯体并发症。当药物同其他治疗或心理咨询结合使用时，对于成瘾患者的治疗效果是最好的（O'Brien，2005）。

成瘾物质的戒断

如果患者对酒精或其他药品产生躯体成瘾，并且靠自身的力量没有办法戒断，或者患者有戒断反应并发症存在的病史，例如癫痫发作、震颤性谵妄（DTs）、严重抑郁或自杀意念，那么，在监控环境下的戒毒就需要减少、停止或者需要预防戒断反应。不太严重的依赖可以通过门诊观察治疗。我们将在接下来的章节中描述各种成瘾物质的戒断反应症状，以及帮助患者戒断成瘾物质的药物治疗，或者帮助患者的药物维持治疗（ASAM，2003；Galanter & Kleber，2004；Garbutt *et al.*，2005；Schuckit，2000）。

酒精戒断

通常在长达数日的大量饮酒后，患者在第一天刚停止饮酒或明显减少饮酒时，戒断症状出现，在第二或第三天症状反应达到顶峰。这些症状包括手抖，舌颤，眼皮跳动；恶心呕吐；虚弱；血压升高或心跳加速；焦虑，抑郁或躁狂以及站立位低血压反应。更加严重的戒断反应包括妄想（错误信念）、幻觉、癫痫、激惹行为。一般戒断反应持续数日，并且需要使用抗抑郁药物，比如安定、利眠宁或舒宁。

抗抑郁药物戒断

长期或大量使用其他抗抑郁药物，例如安定药和镇定剂，会导致和酒精戒断相似的戒断反应。抗抑郁药物的戒断是逐渐减少患者对成瘾物质的使用造成的，或使用对中枢神经系统作用相似的药物来取代它。戒断长期使用的镇定剂需要一段时间。这个过程一般从住院治疗开始，然后再继续接受门诊治疗。

鸦片制剂或麻醉制剂戒断

对于长期大量使用鸦片制剂或麻醉制剂的患者，戒断反应包括流鼻涕、流泪、瞳孔散大、寒战、出汗、腹泻、打呵欠、轻度高血压、心动过速、发烧、失眠等。这些症状在最后一次使用药品后的6～12个小时内出现，在第二或第三天达到顶峰，一般在7～14天后消失，持续时间取决于所使用的具体的鸦片制剂或麻醉制剂，以及成瘾的时间长短。戒断海洛因或其他鸦片制剂及麻醉制剂需要使用美沙酮、丁丙诺啡或氯压定。

可卡因和兴奋剂戒断

情绪抑郁、疲劳、睡眠不安和多梦都是长期大量使用兴奋剂患者的戒断反应症状。虽然可卡因或兴奋剂成瘾患者没有严重的躯体戒断反应，但是我们仍然使用金刚烷胺来帮助他们顺利度过戒断的复杂过程。

尼古丁戒断

当长期大量抽烟的患者停止抽烟或明显减少抽烟的时候，他们的戒断症状会在数小时内立刻出现。这些症状包括烟草渴求、兴奋易怒、焦虑、注意力不集中、慌张、头痛、瞌睡和胃肠道紊乱等。美国食品药品管理局（FDA）批准了很多药物来帮助成瘾的烟民戒除烟瘾并维持（Schmitz & Delaune，2005）。这些药物可以单独使用或联合起来使用。药物治疗同样被推荐和心理咨询结合使用。第一线药物，包括安非他酮和尼古丁口香糖、吸入剂、喷雾剂或含片，被用来帮助吸烟患者提高长期戒烟率。非FDA规定的第二线药物在一线药物不起作用，或不能用作孕妇及哺乳期妇女的情况下通常被使用。这些药物包括氯压定和去甲替林。

尼古丁口香糖或含片被用来帮助吸烟患者逐渐戒断。尼古丁口香糖帮助患者减轻戒断症状，降低吸烟者在脱离烟草的最初几周和几个月里的复发风险。但是，尼古丁口香糖也具有一定的成瘾性，并且当患者患有下列躯体疾病时不能使用，如心肌梗塞、血管痉挛、心律失常、食管炎、消化性溃疡以及口腔或咽喉炎症。有些患者抱怨它的副作用，如打嗝、恶心、下腭疼痛和味觉减退。一片尼古丁含片可以通过降低紧张、焦虑、易怒、疲劳和烟草渴求来消除戒断症状。含片通常在超过 24 小时的时间内释放尼古丁，被身体吸收。它可以使用数周或者更长时间。

尼古丁喷鼻剂和吸入剂可以减少吸烟的欲望。这些尼古丁替代品的使用让患者有精力去处理过去使用尼古丁而带来的心理、社会和行为等方面的问题，而不用同时处理身体的戒断反应。药物治疗和行为改变计划同时进行效果会更高。

案例：Lorraine（尼古丁含片治疗）

Lorraine，59 岁，有 35 年香烟依赖史，是一名老师。她戒烟数次，但每次都坚持不了几周。Lorraine 几乎每天都要抽掉 3 包烟，所以她准备开始使用尼古丁含片治疗戒烟而不是一下子彻底戒除。经历一个月的戒烟疗程后，Lorraine 保持完全无吸烟状态已经 9 个月了。虽然偶尔仍有吸烟的欲望，但是她觉得自己可以克制。Lorraine 还定期锻炼，并学会了一些缓解压力的方法，来减少通过吸烟来减压的可能性。

成瘾物质的持续戒断

酒精戒断

当感觉到有喝酒的欲望时，双硫仑是用来“耗时间”的药物，对抗滥用的作用持续一周或者更久，所以如果你决定去喝酒的时候，你必须等双硫仑在你体内清除干净，以免生病。如果该药物在你体内，你摄入任何与酒精有关的物质，你将会因为酒精无法正常代谢而生病。此药物背后的理念很简单，拖延你想使用药物的时间，但是如果患者真的又喝了酒并感到难受，这种负性强化在以后将阻止他或她再去喝酒。双硫仑通常被用于短期戒酒（不超过 6 个月），而且因为它作用于肝脏，一种致命的反应在酒精和双硫仑间可能发生，所以该药并不推荐给冲动的患者。

纳曲酮一开始被开发出来是通过阻碍欣快感治疗鸦片成瘾

的。最近，纳曲酮被用来治疗酒精成瘾。纳曲酮通过减少增强的酒精效用来阻碍人体内的鸦片受体与酒精的反应，从而达到治疗酗酒的目的。如果你现在使用麻醉制剂，或患有肝炎或肝病，不能使用纳曲酮。

2004 年，在欧洲及美国，一种新兴的用来戒酒的药物广泛使用，叫阿坎酸（商品名叫坎普拉尔）。多项研究和一项 17 个临床试验的荟萃分析显示，该药提高了维持戒酒的酒精依赖患者的比例（NIAAA，2005）。

案例：Christina（纳曲酮）

Christina，38 岁，有很长的酒精依赖史，尽管她参加了多种治疗计划并参加了 AA 会议，但她从未清醒超过 5 周。Christina 因为受到酒后驾车的指控，又开始了门诊治疗。由于她使用酒精的欲望非常强烈，而且非药物治疗没有效果，因此 Christina 同意使用纳曲酮，并且每周进行两次治疗。她现在保持清醒已超过 7 个月了，现在的她深深相信是纳曲酮帮助了她恢复健康。她现在已经能减少治疗频率了。

阿片制剂戒断

氨克生和乙酰美沙酮是阿片受体拮抗剂，可以阻断海洛因或者其他药品引起的欣快感。阻断这种欣快感可以阻止你使用这些药品的渴求。因此减少你旧病再燃的几率。

一些依赖海洛因或者其他药品的人尽管参加了康复计划或其他治疗计划，但要远离药品极其困难。美沙酮维持治疗可以持续替代阿片类药品。美沙酮在咨询和治疗过程中疗效最好。定期使用美沙酮可以避免使用阿片类药物。非常重要的一点是，美沙酮维持治疗和心理咨询结合起来，可使你参加日常活动，如工作等。尽管它是只持续几个月至一两年的治疗，但一些人停止使用美沙酮维持治疗后仍保持清醒很多年。美沙酮只有在特定的注册诊所中才能获得。

案例：Patrick（美沙酮维持治疗）

Patrick 是一个 34 岁的护士，海洛因成瘾导致她离婚、被辞退工作，并遭遇了其他法律上的、情绪和财务上的问题。尽管她戒了毒并参加了许多康复计划、门诊治疗和 NA，她能保持的清醒时间却总是不超过几个月。而后来她加入了美沙酮维持治疗（MM），至今她脱离海洛因及其他药物或酒精已经两年了。她可以继续她的工作，并感觉到生活明显改善。Patrick 和她的 MM 顾问每天都会讨论日常烦恼和压力，帮助 Patrick 脱离使用酒精或者药物。

戒除可卡因或其他兴奋剂

停止使用可卡因不一定导致戒断症状，然而，一些人仍感到抑郁、兴趣减退、睡眠问题、食欲不振、精神运动性迟滞、焦虑以及强烈的药品渴求（APA，2000a）。在可卡因和其他兴奋剂成瘾的药物治疗中，超过 40 种不同的药物被研究，大多数是非对照临床试验。这些包含了拟可卡因效应的多巴胺能激动剂（比如安非他命、苯哌啶醋酸甲酯、匹莫林）、可卡因拮抗剂，用来阻止可卡因效应（如安非他同、马吲哚），减轻可卡因强化的药物（比如 SSRI 类抗抑郁药、双硫仑、卡马西平、巴克诺芬和加巴喷丁）以及一种可卡因疫苗（Kosten & Sofuglu，2005）。可卡因成瘾治疗中对减少渴求和复发风险最可靠的是双硫仑、莫待芬宁、托吡酯、心得安和巴克诺芬（O'Brien，2005）。

精神障碍共病的药物治疗

如果来访者除了有物质使用障碍以外还有精神障碍，那么他或她需要从药物治疗中获益（Cornelius *et al*. 1997；CSAT，2005a；Daley & Moss，2002；Daley & Thase，2004；Drake *et al.*，1998；Kupfer *et al.*，1992；Sammons & Schmidt，2001)。精神药物治疗比如抗抑郁药有时候对来访者减轻酒精成瘾物质的渴求有帮助。但是，有些精神药物，比如镇定剂也能产生成瘾和导致复发（关于精神障碍共病的评估和治疗，见第十六章和十七章）。

案例：BJ（心境稳定剂）

BJ，46 岁，工人，有长期酗酒史，同时吸食大麻及纯可卡因。他的成瘾引起了许多问题并且成为与他人斗殴的主要原因。然而就算戒毒，BJ 仍是一个有暴力倾向的人。在戒毒两个月以后，他出现强烈的情绪波动，极度愤怒和易激惹。过去，这种情绪不稳定常使他回到酗酒和吸毒状态。BJ 被诊断为情感障碍。一开始，他不愿使用丙戊酸钠（一种心境稳定剂）。但令他惊奇的是，在他使用该药后，感觉好多了，并且不再因为一时冲动而吸毒。在他生命中第一次戒除酒精及药品超过了一年。他还表示自从开始药物治疗后，他不再斗殴，并能感觉到他易激惹的性格和恶劣的脾气得到了控制。

辅助药物治疗与初步治疗

在酒精或其他药物问题的康复进程中，药物治疗应该与心理治疗、心理咨询或自助课程联合使用。药物治疗的时间取决于来访者具体的成瘾物质使用历史。针对成瘾物质使用导致的问题进行治疗，会产生更优化的治疗反应。

如何知道来访者是否需要药物治疗

药物治疗有助于处在康复中的来访者：

- 一次不能摆脱酒精、烟草或者其他药品超过几个月。
- 尝试过其他形式的治疗，但又使用酒精、烟草或者其他药品。

- 尽管你知道或者想要戒除使用酒精、烟草或者其他药品，但你觉得这样做非常困难。
- 你经常感觉到有想使用酒精、烟草或其他药品的渴求，并且无法控制。
- 如果复发，你将失去很多东西，如重要的情感工作、职业位置或者执照。
- 使用成瘾物质极大地影响到你的身体健康和情绪稳定。如果你继续使用下去，情况会变得更糟糕。
- 你相信药物治疗比你参加其他形式的，比如专业治疗或自助团体治疗更有帮助。

有时会涉及有关使用药物的风险及副作用的问题。你应该与内科医生或者治疗师讨论成本—收益问题。通常，与继续滥用或者依赖酒精、烟草或其他药品相比，使用药物的风险和花费要小得多。

第三篇

改变及策略 3

第七章

改变阶段和使用心理治疗或咨询

（对应工作手册第五章至第六章）

需要的材料

- 改变阶段评估表
- 决策表
- 完成工作手册第三章的不良影响表
- 妨碍治疗行为表

目标

- 向患者介绍改变阶段的概念
- 帮助患者确认他/她目前的改变阶段和在康复中遇到的问题
- 回顾帮助患者处理低动机状态的策略
- 识别妨碍治疗的行为和积极的应对策略

介绍

当患者停用药物，开始改变自己和生活方式时，他们会经历几个不同的阶段。然而，有些患者在与自己的康复对抗，而且从未超过第一或第二个阶段，其他人则相对轻松地进入更高阶段，因而能够去探索个人内部的问题和人际问题，这就超越了仅停留在不用成瘾物质的阶段。有几个不同的改变阶段的概念，感兴趣的读者可以去查阅参考书和推荐读物。作者发现，使用 Prochaska，Norcross 和 DiClemente（1994）的研究范式是有帮助的，此范式提出了六个改变阶段：前注意阶段、注意阶段、准备阶段、行动阶段、巩固阶段和终止阶段。

1. 改变物质使用问题的第一步，叫做**前注意阶段**，指的是患者还没有意识到这个问题并且拒绝改变。患者可能会否认或者无视自己的酒精或药品问题，即使其他人都能看得出来。
2. 第二阶段叫做**注意阶段**。在本阶段患者承认自己有酒精或药品问题，并且计划在未来的 6 个月中采取行动。
3. **准备阶段**。这时，患者计划在下个月里对于酒精或药品的问题采取一些行动。患者通常会让别人知道他/她正准备去做出改变。虽然患者想改变，但仍有犹豫：既想戒，又不想戒。患者开始去思考改变可能带来的好处。
4. 下一个阶段是**行动阶段**，包括真正地改变酒精或药品问题。患者做出承诺，停止酗酒、抽烟或使用药品。这种承诺可以通过自我改变、自助小组或者专业治疗来实现。除了变得清醒或干净，患者开始更多地学习怎样改变思维、情感、自我形象以及行为。患者开始认识到要处理物质滥用问题需要做的努力比仅仅停止使用药物要多得多。他/她引用对于“基本特征”的回顾，如处理对成瘾物质的渴求和想法；对人、地点和事物这些会影响他/她重新上瘾的因素保持警觉；处理焦虑不安的感觉；以及处理家庭和情感问题。患者将参加自助小组或者其他形式的社会支持，并将这种结构融入他/她的生活中以减少厌倦感。
5. **巩固阶段**，或者防止复发，是下一个改变的阶段。在这个阶段，患者继续在个人以及生活中做着积极的改变。患者做出大量努力防止自己重新使用酒精或药品，并且接受对于物质使用问题并没有一个简单或便捷的解决办法。患者学会去识别并处理复发的警告信号和高危状况。他/她学着去平衡生活中的各个方面来提高自我形象。很多人在这个阶段停留几年时间，并发现参加持续的康复疗程能够帮助他们保持对复发信号的警觉性。这也就是为什么对于某些人来说，终身参加像AA或NA这样的支持小组是很寻常的事情。

6. 最后一个改变的阶段是**终止阶段**。在此阶段，物质使用问题不再表现为一种诱惑或者威胁。患者之前的行为没有再重演，并且他/她已经有了处理生活问题的自信和技巧，因此，复发就不太可能发生了。

痊愈的过程极少会平坦顺利或是直线形的；患者会随着所处情境的改变而在几个阶段中前进或者后退，反复多次。患者可能会重新遇到前几个阶段中的问题，也可能处理到康复后期阶段的问题。例如，某位患者在一个重要的时期做到了饮食有度、起居有节，为康复打下了良好的基础，并且开始努力改善人际关系，建立起更多令人满意的关系，这时可能会暂时出现强烈的饮酒渴求压力。另一名患者可能经常故态复发，这时就要求他把关注的焦点转移到重新戒除上来。

需讨论的要点和问题

以下是需要讨论的要点和问题：

1. 治疗师与患者讨论改变阶段的概念并帮助患者意识到康复不是一个直线的过程，他们不会非常顺利地从一个阶段走向下一个阶段。所列出的阶段是一个大体的指导方针，用来帮助患者了解在康复过程中应该去期待怎样的改变。某位患者在某一个特定阶段中所花的时间是有个体差异的，并且有赖于他/她所处的特定环境、要求改变的动机、社会支持以及改变的能力。
2. 治疗师通过让患者完成工作手册第五章中改变阶段评估表帮助患者决定他/她所处的康复阶段。
3. 治疗师帮助患者表达康复期间其内在动机的挣扎，可以使用以下任何一种策略（图7.1）：

- 患者可以回顾并确认停止使用成瘾物质的短期和长期利益。患者将完成工作手册第五章中的决策表，列出停止或持续使用物质后短期和长期的结果（积极的和消极的）。

- 患者可以回顾由物质使用引起或恶化的问题并确认如果继续使用酒精或其他药品可能会发生的问题。患者将回顾他/她完成的不良影响工作表，来确认与物质使用有关的问题的性质。
- 患者可以思考物质使用对于重要他人诸如家庭成员（如配偶、孩子）具体的不良影响。
- 患者可以提醒自己由动机引起的危机通常都会很快过去，坚持康复治疗是降低复发可能性的最好办法。
- 患者可以寻求来自治疗师、康复中的病友、支持自己的朋友和家庭的帮助或引导。
- 患者可以祷告或者进行冥想。

4. 有的患者不愿意去承认自己的物质使用问题对别人产生的恶劣影响，这时他们需要帮助。对于参加了“12步”治疗的患者，可以鼓励他们学习“弥补”的步骤（第八步和第九步），这可以帮助他们减轻一些对于其他人造成的不良影响。要道歉的患者需要做好心理准备，因为对方可能不会给予友好的回应。当他们尝试向家庭成员、朋友或同事赔罪时，可能会碰到对方的愤怒、敌意和拒绝。对于别人的敌对反应预先做好准备的患者，即使这些情况真的发生，他们也能很好地处理。这样的准备要求患者改变对于拒绝或愤怒的消极解释，这样就不会感情用事。有的人际关系已经被严重地破坏，因而患者的弥补尝试可能永远不会被接受。
5. 治疗师需要让患者知道什么是妨碍治疗的行为。它们是指某种具体的态度和行为，它们会减少积极改变或者恰当使用治疗的可能性。有这样一些例子：（a）不按时参加疗程，或者缺席；（b）不能坚持完成作业或者两个疗程之间的日常训练；（c）不与别人分享自己的想法、感觉或者与治疗师之间的问题。如果某位患者之前参与过治疗，治疗师应该让他/她完成妨碍治疗行为表（图7.2）。治疗师和患者可以通过患者的回答来共同寻找处理并减少这些将来可能发生的行为的策略。

6. 当患者通过康复治疗逐渐进步并建立了戒除的基础时，他/她将能够更好地面对过去的情感问题，审视人格问题（通常是指“性格缺陷”：治疗程序第 12 步），以及关注范围更广的问题比如怎样以及为什么朝着平衡的生活模式努力。

7. 在康复治疗的所有阶段中，患者都要面对失控以及复发的可能性。任何失控和复发的情况都应该与治疗师讨论，同样也要与患者的康复支持系统中的成员进行讨论。

决策表：戒除的利和弊

指导语： 在下面的表格中，写下戒除以及继续使用酒精、烟草或其他药品的利和弊。为每一个决定的短期和长期结果举例。

停止使用或保持戒除

短期结果		长期结果	
积极的	消极的	积极的	消极的
睡眠好转	无聊	健康状况好转	需要寻找新的娱乐活动
家庭纠纷减少	强烈渴求	幸福的家庭生活	
省钱	难以与酒友在一起	不会丢失工作	
不再宿醉	挫败感	经济状况好转	
不再感到内疚	拒绝快乐		

继续使用

短期结果		长期结果	
积极的	消极的	积极的	消极的
让我放松	妻子不安	逃避现实及不快	健康出现问题
熟悉的感觉	开销巨大	快乐感觉的最简单的方法	可能失去工作
与朋友合群	工作时浪费时间		我让家庭成员感到更加沮丧
	感到内疚		失去家人和朋友
			痛恨自己

图 7.1　一份完成的决策表

妨碍治疗行为表

指导语：回顾以下每种行为。在心理治疗或咨询中你曾有过的行为，请在旁边打钩（√）。然后，选择两种行为，为每种行为制定一套处理它的行动计划。

√没有按时参加治疗课程
__完全不参加治疗
__因为咨询师让我不安而错过某些课程
__在几个课程之后就退出了咨询
√不能坚持完成作业或者两个课程之间的日常训练
__责怪咨询师没有尽力帮我
__在课程中谈论怎样改变自己但并没有真正在生活中做出改变
__期待咨询师告诉我在课程中该说什么
__没有告诉咨询师我真正的想法或感觉
__当我想使用成瘾物质时或者在两次治疗间使用了成瘾物质，但我没有告诉咨询师
__不断地给我的咨询师打电话或留言
__对我的咨询师提出不现实的要求
__没有合理服药，诸如双硫仑、纳曲酮或治疗精神障碍共病的药物
__不为那些由我控制的事情承担责任
__我影响了一些事情，却不承担责任
__由于我的行为选择而责怪他人
__将自己置于高危情境中

行为1：没有按时参加治疗课程

行动计划：找到我为什么会迟到以及生活中其他事情的原因；思考我的治疗课程并在日程表上将它们比实际时间提前半小时；提醒我自己如果再不接受足够的咨询时间，我将什么都得不到；与我的治疗师达成一致，我将准时参加治疗。

行为2：不能坚持完成作业或者两个课程之间的日常训练

行动计划：这个问题和上面一样，都与我承担责任的问题有关。我将改变我的态度并且不断地告诉自己去做自己应该做的事情是为了我自己；挑战我可怜的借口如"我忘了"，好好完成作业；每周留出时间仔细地回顾并完成我的作业。

图7.2　一份完成的妨碍治疗行为表

患者的作业

✎ 完成改变阶段评估表

✎ 回顾第三章中完成的不良影响表
✎ 完成决策表
✎ 完成妨碍治疗行为表
✎ 完成过去治疗经验工作表

第八章 为康复制定目标

（对应工作手册第七章）

需要的材料

- 制定目标工作表

目标

- 帮助患者了解与康复相关的各个功能领域
- 帮助患者确定特定的康复目标，与各个功能领域相联系
- 帮助患者制定达到目标的策略

介绍

康复是一个控制物质使用障碍和改变自己的过程。康复过程中可能会涉及患者各个功能领域：躯体、情绪或心理、家庭、社会或者人际关系、宗教信仰或者生活方式。每个患者选择的目标以及他/她能否达到这些目标，有赖于该患者所处的康复阶段以及以下几个因素：

- 物质使用及其引起的相关问题的严重程度
- 改变的动机强度
- 个体的心理学资源（如自知力、复原力、抗压能力、达

成长期目标以及延迟满足的能力）
- 人际关系以及外部支持系统
- 共病情况（内科学的、精神病学的、社会学的）

康复包括做出改变以及发展出特定的技能，用来处理戒除之后的问题和需要。以下是患者可能希望在个体功能的每一个主要领域做出的一些改变：

- **躯体的**。照顾好自己的身体和牙齿；提高饮食质量；减肥；培养减压能力；锻炼；学习控制对成瘾物质的身体渴求。
- **情绪或心理**。承认存在物质使用障碍；改变消极、扭曲的想法或信念；增强处理压力、生活问题或不安情绪的能力；设法处理精神障碍共病；处理过去的心理创伤。
- **家庭**。将家庭带入康复治疗过程，评估物质使用对家庭的影响，补偿对家庭造成的伤害，与家庭一起工作以促进交流和互动。
- **社会或人际**。与清醒的人建立关系；参与不涉及使用成瘾物质的娱乐活动；学会拒绝使用别人提供的成瘾物质的邀请；设法处理人际冲突或问题；处理由物质使用引起的法律、经济、工作或学术问题。
- **心灵**。解决内疚和羞耻感；追求生活的意义；依靠上帝或更强大的力量；探索个体关于内心成长的其他方面。

需讨论的要点和问题

以下是需要讨论的要点和问题：

1. 治疗师与患者共同讨论康复的过程以及康复的不同领域：躯体、情绪或心理、家庭、社会或者人际、心灵和生活方式。
2. 治疗师与患者共同讨论患者与物质使用相关的主要目标。尽管许多患者会选择完全戒除作为他们最初的目标，但也有一些会选择减少使用作为目标。例如，不是所有有酒精使用问题的患者都会在身体和心理上依赖酒精或者由于酗酒遭受不良影响。这些患者中的某些人可能期望少喝一些酒，这样就不会对生活造成不良影响。

3. 对于选择减少使用物质的患者，将由治疗师来决定这个目标对于患者来说是否是现实的。如果患者有物质依赖的历史，并因此遭受许多不良影响，伴有严重的躯体或精神问题，或者如果使用物质会造成重大的损失（比如被法庭或雇主强制戒除），那么减少使用就不是一个现实的目标。患者将最终选择他想要超越治疗师希望他达到的目标。然而，如果治疗师强烈地感觉到完全戒除是最合适的目标，他就该让患者参与做出决定并作出指导。
4. 治疗师帮助患者区分康复目标的优先次序，并对患者的目标以及为达到目标而给出的策略作出反馈。患者需要理解同时制定短期和长期目标的重要性。目标提供了一个评估工具，可以用此来评估进展的大小。患者需要完成制定目标工作表（图 8.1），以此引导患者确认目标并制定行动方案来达到这些目标。
5. 如果治疗师让患者对于某个问题或者康复情况去寻找适合自己的策略，这样会更好。但是，治疗师也会适时提供一些建议。在康复的早期，治疗师直接给出建议是有帮助的，特别是当患者正在某个特殊情况或者难题中难以摆脱时，这些问题会影响他对成瘾物质的戒除，比如说持续的欲求，低动机阶段，或者来自重要他人的压力而去使用成瘾物质。
6. 当与患者就某个难题或者康复情况讨论时，治疗师需要评估患者的应对技巧并决定他/她是否在学习特殊技巧应对特定问题上需要额外的帮助。例如，如果了解到某位患者缺乏应对技巧并且很有可能通过暴力或者使用物质表达愤怒，将帮助治疗师针对这方面的缺陷做出干预。
7. 在帮助患者提高并发展新的应对技巧时，治疗师需要关注认知、行为和人际的策略，这样患者就会看到处理问题的各种方法。例如，改善人际关系可能要求患者转变关于互动性和自我觉察方面的观念，学着做事更加果断，或者学着更多地体验他人的感受。
8. 如果患者不能达到某个特定的目标，治疗师需要帮助他/

她搞清楚在过程中发生了什么：是不是这个目标太大或者不合实际？患者是否具有足够的内外部资源来帮助自己达到目标？是否有其他人在妨碍患者付出努力达到目标？

制定目标工作表

指导语：在康复涉及的每一个领域中，列出你想要做出的改变。对于你确定的每个目标，写上你需要采取的帮你达成目标的步骤。在确定目标和策略时，要做到越具体越好。

改变	目标	改变步骤
身体	减掉20磅体重。	开始一项规律的训练程序；改变饮食以减少卡路里摄入；大量地减少吃甜食的量；不在家里存放蛋糕和派。
情绪或心理	学着控制愤怒和冲动。	当我发疯时及早控制自己，这样不至于使事情加重；学着将我的感觉写下来；想一想事情是不是真的值得我发疯；当我感觉到要与别人有身体冲突时马上离开。
家庭	重新得到家庭的信任。与我的孩子建立更好的关系。	认识到我必须对家庭持有耐心；邀请他们和我一起参加咨询的课程；花时间和孩子们在一起；在他们的生活中扮演一个积极的角色，对他们所说和所做的事情感兴趣；参与我孩子的体育活动和学校活动。
社会或人际	改善与杰生的关系。	请他来吃晚饭；为某次对不起他的事情（有一次我明明在喝酒却说我已经戒了酒，在工作）道歉；向他提供帮助。
心灵	减少对于自己的内疚感以及空虚感。	在治疗和小组会议中分享体验；祷告；回到规律的教会服务中。
其他（工作、经济等）	减少债务并为突发事件攒钱。	优先偿还债务；制定预算并执行；从每一笔工资中拿出50美元作为储蓄金。

图 8.1　一份完成的制定目标工作表

患者的作业

✎ 完成制定目标工作表

第九章
控制对物质使用的渴求与冲动

（对应工作手册第八章）

需要的材料

- 日常渴求程度记录表
- 物质使用诱发因素表

目标

- 帮助患者界定和记录物质使用的渴求程度
- 教导患者监督和记录渴求程度随时间变化的情况，并且评估渴求的强度
- 识别诱发渴求的内在和外在因素
- 帮助患者学会用于控制渴求的认知、行为、环境以及人际方面的策略

介绍

对酒精、烟草或其他药品的渴求是很常见的，特别是在停止物质使用后的前几周和前几个月，无论患者停用的动机有多强，情况都一样。渴求由大脑杏仁核的活动调节。暴露于成瘾物质可以通过经典条件反射激活渴求。一旦患者出现渴求，患

者就会迫切需要使用酒精或药品。通常，当患者处于康复期以及戒断物质使用的时候，渴求的频率和强度都会减少。患者可能会对渴求能多么强烈表示惊讶，同时对如何因成瘾物质的影响产生更多积极的想法也表示惊讶。在戒断的最初几天和几周，渴求对正在克服物质成瘾的患者尤其具有伤害性。一些患者说，在他们第一次停止使用时，甚至在急性戒断治疗结束以后，他们有着控制不住的冲动去使用物质，这一情况受大脑的神经化学活动变化、心理应对机制以及社会环境的影响。

外在因素诱发渴求。外在因素包括：在患者饮酒或使用药品时联系的人；过去使用物质的地点或当时发生的事情；可以使用酒精、烟草或其他药品的情境。很多环境因素诱发渴求：食物；咖啡；酒精或药品的外观或气味；烟酒广告；售烟机；烟草商店；开车经过患者经常去的酒吧或俱乐部；针；镜子；管子；纸张或其他药品用具；以及与聚会、金钱、支票或性有关的音乐。类似环境因素有很多。除了上面提到的常见的因素外，对于处于康复期的个人来说，还有很多独特的因素。

内在因素也能诱发渴求。内在因素包括：情绪比如愤怒、焦虑、无聊、抑郁或沮丧；躯体疼痛或症状；以及有关物质使用的积极的记忆和想法。在停止物质使用的早期，躯体戒断症状是强有力的诱发因素。

渴求的程度从轻度到极强。一些患者说，在康复早期，他们完全被渴求压倒或遭受其折磨。他们需要时间来调整好自己的身体使之适应戒除后的生活，以及学会控制渴求的实用方法。对于不能够识别渴求和实施应对策略的患者来说，复发的可能性会增加。

需讨论的要点和问题

以下是需要讨论的要点和问题。

1. 治疗师帮助患者识别渴求，这是控制它们的第一步。患者需要知道渴求是怎样通过躯体和心理症状以及行为来表现的。渴求可以通过下列途径来呈现：焦虑、不安、胃痛、精力过剩、静坐不能、易激惹，或思维、幻想以及梦想能使用物质。这些表现方式可能是显而易见的，且不被患者所意识到。

2. 治疗师告知患者，在停止物质使用时，尤其在康复期的最初数周或数月，对酒精、烟草或其他药品的渴求是常见的。无论患者戒除的动机有多强，他们都要经历这种渴望，因此在康复期，识别和记录渴求是必须的。
3. 在康复期早期，患者坚持数周或数月完成日常渴求程度记录表（图 9.1），来监测和评估渴求程度。每日评估帮助患者保持警惕，观察渴求程度是如何随时间增强和减弱的。在康复期，渴求的程度通常是减弱的。当患者有规律地评估自己的渴求程度时，某些模式便会呈现出来。例如，在某些时间段内或一周的某几天，患者可能会发现他们的渴求变得强烈。如图 9.1 所示，在最初的 2～3 周，Sharon 的渴望程度是强烈的，在接下来的 2～3 周内，程度在中度到强烈之间。在 2～3 个月，她的渴求程度降低。大约在戒除的第 6 周，她有一天出现强烈的渴求。最近，渴求程度增加了。Sharon 已经能够识别不安情绪和渴求程度增加之间的联系。
4. 识别渴求程度最弱或最强的时期以及这两个时期的不同之处，可以帮助患者了解是什么导致渴求如此强烈。这反过来又会促使我们讨论，在渴求和冲动最强烈时期以及患者感到最易受伤害时，患者该如何管理这段时期。
5. 渴求能够显示出患者的生活，对其思维和行动产生很大的影响。例如，如果患者去酒吧参加社交活动或参加一个聚会，在这些地方可以很容易获得酒精或药品，那么对强烈渴求的反应会导致复发。

日常渴求程度记录表

评估渴求的程度

指导语： 使用这个量表评估你每天对使用酒精、烟草或其他药品的平均渴求程度。

0——1——2——3——4——5

无　　低　　　　中度　　　　强烈

月份：10 月																
日期	1	2	3	4	5	6	7	8	9	10	11	12	13	14	15	16
评估	5	5	4	4	5	5	4	4	5	4	4	3	4	4	5	4
日期	17	18	19	20	21	22	23	24	25	26	27	28	29	30	31	
评估	4	3	3	3	4	3	3	5	3	3	3	3	2	3	3	

月份：11 月																
日期	1	2	3	4	5	6	7	8	9	10	11	12	13	14	15	16
评估	3	3	2	4	3	3	3	2	2	3	3	3	3	3	3	5
日期	17	18	19	20	21	22	23	24	25	26	27	28	29	30		
评估	3	2	3	3	3	3	2	2	3	2	3	3	3	3		

月份：12 月																
日期	1	2	3	4	5	6	7	8	9	10	11	12	13	14	15	16
评估	3	2	2	3	3	2	2	1	2	2	2	2	2	3	2	1
日期	17	18	19	20	21	22	23	24	25	26	27	28	29	30	31	
评估	1	2	2	1	2	2	2	2	2							

图 9.1　一份完成的日常渴求程度记录表

6. 治疗师强调识别诱发渴求的内外部因素的重要性。患者应该完成物质使用诱发因素表（图 9.2）。这份清单可以用来识别外部诱发因素，如直接或间接影响患者对物质渴求的人、地点、事件或情境。清单也可以用来识别内部因素，如想法、感觉、记忆、天数、幻想、梦境以及躯体感受。患者不仅应该寻找明显的诱发因素，还应该寻找那些可能更细微但却有影响力的因素。治疗师可以帮助患者评估每种诱发因素的危险程度，并且首先处理程度最严重的诱发因素，因为它们意味着复发可能性最高。
7. 治疗师回顾患者的应对策略，从而找到它们潜在的用途。治疗师应该试图确保患者有多种策略可以用来管理渴求，并且用来讨论的策略是与患者的实际情况有关的。

物质使用诱发因素表

指导语：列出诱发你的渴望或冲动的人、地点、事件、情境、物体、情绪、想法、记忆或时间。评估下表中每个诱发因素的危险水平。最后，列出有助于你避免使用物质的应对每个诱发因素的策略。

0——1——2——3——4——5

无危险　　　　中度危险　　严重危险

诱发因素（外部或内部）	危险水平（0～5）	应对策略
药品卖家。	5	回避他；不要接他的电话。
在一起会让我兴奋的人。	5	不再参加使用药品的聚会或社交活动；有限的参加无药品使用的活动；完全回避某些人。
兄弟和他的公寓。	3	让他知道我戒瘾了，并让他不要向我提供药品或在我旁边使用药品；在我家与他见面。
与女友吵架后生气。	4	不再将这当做获得兴奋的借口；学会接受可以不通过使用物质来报复或“做给她看”。
感到无聊。	4	承认无聊将会过去；当无聊时有一系列活动可以做；培养新的兴趣；提醒自己，当不使用药品或不在聚会上与兴奋的人待在一起时，我能找到乐趣。
管子，镜子。	3	扔掉我使用药品的装备。
在外面感到紧张或有。压力。	4	练习放松技术；每天走路来减压；告诉自己没有酒和香烟也能减压。
早晨和饭后的咖啡。	5	每天早晨重温戒烟的原因；祈祷不吸烟的力量；当吸烟的渴求没那么强烈时，饭后喝点甜咖啡；饭后与丈夫一起散步。
工作间歇。	3	工作间歇，改变老一套习惯，花些时间与不吸烟者待在一起；用口香糖和薄荷糖代替香烟；休息期间看杂志。

诱发因素（外部或内部）	危险水平（0～5）	应对策略
下班后的喝酒时间（下午五点左右）。	3	下班后避免去酒吧；下班后在家喝不含酒精的饮料；让丈夫不要在我面前喝酒，一起讨论如何度过一天；饭前放舒缓的音乐。
在一周辛苦的工作后，感到自己要获得些奖励（酒精）。	4	找到其他奖励（给自己买些好的东西，出去吃饭，与丈夫看电影）。
带有压力地拜访父母，尤其是父亲酗酒时。	5	让父母知道在父亲喝酒时我不会去拜访；如果父亲拒绝不喝酒，让母亲到我的家来看我；向丈夫寻求支持，跟他谈论我的不安。
交通堵塞。	3	播放自己喜欢的唱片；收听谈话类广播；不要让自己沮丧；告诉自己"我不需要香烟来打发这段被堵的时间"。

图 9.2　一份完成的物质使用诱发因素表

8. 治疗师回顾环境应对策略，如：(a) 通过清除患者试图戒断的物质来减少环境影响；(b) 清除准备使用或正在使用的物质有关的物件，如打火机、烟灰缸、针、镜子、管子以及纸张。
9. 治疗师回顾认知应对策略，如：(a) 当有人渴求使用酒精、烟草或其他药品时，尝试劝说他们不要使用；(b) 提醒自己，渴求只是暂时的，马上就会过去；(c) 推迟对购买的欲望作出反应；(d) 记住物质使用的消极方面以及不使用的积极方面；(e) 提醒自己，渴求通常由外部因素诱发，而非自我克制力失败，这是因为一个人出现渴求并不意味着他屈服于欲望——他可以将渴求视为自然的条件反射；(f) 通过祈祷或与上帝或权威者的对话来尝试寻求帮助。
10. 治疗师回顾行为应对策略，如：(a) 避免和逃离高危环境，找到可以替代的活动；(b) 通过使某人参与和物质使用无关的活动来转移注意力；(c) 参加身体锻炼或娱乐活动来缓解压力；(d) 写日记或填写日常渴求程度记录表；(e) 阅读有关康复知识和令人鼓舞的文学作品。

治疗师回顾人际应对策略，如：(a) 与处于康复期的人交流；（b）与朋友或家庭成员交流。

11. 治疗师回顾药物方面的应对策略，这些策略可以帮助患者改善对某些物质的渴求。一些具体的药物在第六章中进行讨论。
12. 患者在学习、练习以及实施应对技巧时需要鼓励和支持。虽然很多患者能在理性水平上轻易学会这些技巧，但在日常实际应用时还存在一些困难。这就是为何规律地进行应对技巧练习和活动是如此重要的原因。
13. 当患者报告他/她已经能够应对渴求时，治疗师应该给予强化，并帮助其识别已经使用过哪些具体的策略。
14. 在每次治疗开始时，通过“检查渴求”来发现患者在治疗期间是否已经出现了任何明显的渴求。这个过程对于患者来说也是一个提醒，使患者可以对渴求保持警觉。
15. 一个有效应的对物质使用渴求和欲望的方法是被称为“抵抗冲动”（Marlatt，1985）的冥想技术。考虑到大部分患者认为，除非他们通过向冲动（想要使用物质）屈服来满足他们的渴求（对药品效应强烈的渴求和欲望），不然渴求将会持续存在，直到他们感到被使用药品的欲望“消灭”。在冲动的顶峰屈服或使用物质，患者经历了负性强化（从渴求或令人难受的戒断症状中减轻），这增强了他们与成瘾物质或活动的联系。然而，大部分冲动由产生经典条件反射（渴求）的刺激因素诱发。如果没有被物质使用强化，那么冲动通常在很短的时间内减少或下降。

为了帮助患者解决渴求而不是屈服，治疗师教患者将渴求的冲动想象成正在上升的海浪，他们将学会在不被渴求和欲望“消灭”的情况下进行“冲浪”。首先，患者被要求想象自己正经历一次强烈的使用物质冲动（可能被环境暴露诱发），并且学会“骑在冲动上”，就像冲浪者踏着冲浪板在波浪起伏时保持平衡一样。

患者被告知，当气体呼入和呼出时，当波涛穿过身体和思想时，将“冲浪板”与对呼吸保持注意力相连。在进行其他形式的冥想时，当渴求的波浪达到顶峰和下降到另一边时，对呼吸的保持提供了平衡感和不动摇感。如果患者对出现冲动感到困扰，被使用物质的念头转移了注意力，那么注意力应该重新集中到带有非评价性的意识感和接受感的呼吸上。可以告诉患者，这种冥想技术的成功练习将为他们提供一项有助于管理很多条件性冲动反射的技术。冲浪吧！

患者的家庭作业

✎ 在接下来的几个月，使用日常渴求程度表来记录你的渴求

✎ 完成物质使用诱发因素表来帮助你识别诱发因素，每种诱发因素所代表的危险程度，以及有助于处理它们的策略

第十章 控制使用成瘾物质的念头

（与工作手册第九章对应）

需要的材料

- 控制使用物质念头的工作表

目标

- 帮助患者意识到自己对物质使用的念头是如何导致复发的
- 帮助患者识别常见的念头以及在使用物质之前的“显然无关的决定”
- 帮助患者学会管理和挑战使用酒精、烟草或其他药品的策略

介绍

患者对物质使用有不同的念头。积极的念头与手册中讨论过的许多康复问题有关，如渴求、社会压力、家庭和人际冲突以及不安的情绪状态。帮助患者意识到以及管理物质使用的念头能减少复发的风险，提高患者的自信水平。

喝酒、吸烟或使用其他药品对经历过高风险复发以及对物

质使用有积极念头的患者更具有伤害性。尤其是当患者对他/她控制物质使用的能力没什么信心时。

会导致复发的念头如下：

- 相信物质问题已经解决了（如“我现在已经将它打败了”或“我再也不使用物质了”）
- 有限制的使用或测试个人控制力（如“就一点应该没什么害处”）
- 清醒时寻求快乐（如“如果我不使用，我不会觉得快乐”）
- 放松（如“我需要一些事情来使自己放松”或“我需要做些事情来走出困境”）
- 压力（如“生活很艰难；我需要逃避一下”）
- 社会化（如“如果他们使用而我不用的话，我跟他们就走不到一起”）
- 动机（如“关键是保持清醒；这没关系”）

需要讨论的要点和问题

下面是需要讨论的要点和问题。

1. 治疗师讨论想法、情绪和行为之间的关系。患者的信念和想法影响了情绪和行为。认知扭曲（或错误的思维方式）与抑郁、焦虑、物质滥用、不幸福以及许多人际问题有关（Beck，1976；Beck *et al.*，1999；Burns，1999；Newman *et al.*，2002）。在表 10.1 中，我们将显现各种认知扭曲的例子。
2. 治疗师讨论物质使用的念头与物质使用行为间的关系。物质使用的念头随着时间逐步形成或突然而强烈地出现。
3. 治疗师讨论“明显的无关决定”的概念（Marlatt，1985）。这些看来不重要的决定会导致患者将行为合理化，从而导致复发。例如，一位近来戒酒却把酒精置于家中“以防客人来访”的患者已经做出了一个对复发造成重要影响的决定。一位戒除可卡因却决定参加聚会去“探望老朋友”的患者冒着复发的风险将自己置于社交场合，在这些场合他可能对使用可卡因感到直接或间接的压力。

表 10.1　认知扭曲的例子

错误的类型	例子
个人化	认为所有的情境和事情都围着自己转："每个人都在看着我，想知道我为何会在这儿。"
夸大化	不相称地夸大负面事件："这是发生在我身上的最糟糕的事情。"
最小化	曲解积极因素；忽略不会有糟糕事情发生的事实。
片面的思维方式	思考问题不全面："要么我是失败者，要么我是胜者。"
脱离情境看事件	在一次成功的面谈后，却集中于一到两个固执的问题："我毁了这次会谈。"
草率下结论	在不考虑所有事实的情况下下结论："我有一个肿瘤。这肯定是癌症。"
过分概括化	根据一两次经历就得出适合某种情境的结论："我总是失败。在我尝试的每件事情上我都失败了。"
自责	责备自己而不是可以改变的具体行为："我不够好。"
奇怪的想法	"由于我过去做过的糟糕的事情，所有事情都变糟糕了。"
解读内心	"那儿的每个人都认为我胖，我丑。"
比较	将自己与其他人比较而无视其他的不同："Regina 长得比我好看。"
灾难化	给事件赋予最糟糕的色彩："我知道一些糟糕的事情发生了。"

4. 患者需要意识到物质使用的念头以及它们发生的情境。例如，物质使用的念头可能随着人际冲突、不安情绪、失望甚至正面经历而增加。
5. 当患者讨论对物质的强烈渴求或正在复发时，治疗师询问他/她在特定的情境之前或期间经历的念头。这将有助于提高在情绪反应和行为中认知角色的意识。
6. 因为使用物质的念头是常见的，特别是在康复期的前几周或前几个月，有策略去应对这些念头很重要。否则，复发的危险会增加。
7. 患者完成控制物质使用念头工作表。这个工作表提供了与物质相关的念头的常见例子，并帮助患者识别其他念头。然后，患者通过制定反向陈述来帮助控制物质使用的念头。这个练习帮助患者练习改变物质使用的常见念头。长远看来，患者应该在这些念头出现时有力地应对它们。

8. 帮助患者挑战并质疑物质使用的念头，治疗师回顾在前一章节讨论的有关应对渴求的策略，如：(a) 回顾不喝酒、抽烟或吸毒的好处；(b) 考虑与短期看来使用物质的好处相对的、长期戒断的积极效应；(c) 提示向物质使用的念头屈服可能存在负面结果；(d) 想一些开心的、令人愉快的或让人觉得享受的事情，如过去的经历、即将发生的事件或假期；(e) 与别人分享自己的想法，尤其是那些在康复期可以接纳你、提供支持和建议的人。
9. 治疗师教会患者通过拖延时间和将使用的决定延迟数小时或更长来与“内心”谈判。例如，患者可以说：“我等到明天再使用。”简单的拖延时间的方法足够处理物质使用的念头了。

患者的家庭作业

✎ 完成控制物质使用念头工作表，从而来帮助你练习新的思维方法

控制物质使用念头工作表

指导语：回顾与复发有关的常见念头的清单。在清单上添加个人想法。然后列出可以改变这些想法的反向陈述和策略，从而来控制它们并阻止它们导致物质使用。

想法	反向陈述
1. 我不会再用成瘾物质了。我的问题已经得到控制了。	需要一段很长的时间才会不用；即使我不喝酒了，我仍然会保持警惕的。
2. 一点香烟（酒、可卡因等）没什么害处。	真的，一点是没什么害处的，但我的饮酒习惯却会让我喝得更多。我绝不会喝一点就停下来，所以一点对我来说也是有害的。我不想戒，但我需要冷静。

想法	反向陈述
3. 如果我不使用，我就不会觉得有乐趣或感到兴奋。	怎么说呢？有些事情是让我觉得有趣。事实是我不需要从喝酒中获得乐趣。我需要负起责任并确保在日常生活中寻找乐趣。
4. 我需要一些东西帮我走出困境并帮助我放松。	还有其他可以放松的方法。我可以散步、运动、听音乐或阅读。
5. 生活是艰难的，我需要逃离一阵子。	肯定的，生活有时是艰难的，但不止是我，其他人也一样。我可以在不喝酒的情况下放下一段时间的压力。
6. 如果他们用而我不用的话，我将无法融入他们的圈子。	这对有饮酒问题的人来说是真的。我知道一些因社交需要喝酒的人并不酗酒，他们不介意喝或不喝。我不需要跟那些酒瘾很大的人走到一起，因为这样压力很大。
7. 保持清醒有什么意义？这真的不重要。	谁说保持冷静容易？如果我能保持冷静就好了。我的身体会更健康，对我女儿来说我将会是一位更好的母亲。只要我能保持冷静，我就会保持有规律的生活。
8. 如果我能获得成瘾物质，我将会用来测试自己。	如果我没有，这才是一个更好的测试自己的方法。我若有一个，我就会想要更多。
9. 如果我不喝酒，我怎么才能跟 Leroy 约会呢？	Leroy 喝得不多。我可以告诉他我的饮酒问题。在不喝酒的情况下，我可以享受他的陪伴。
10. 就像我绝不可能摆脱债务一样，我可能也戒不了酒。	在我喝酒时，事情会更糟。至少现在，虽然钱有些紧张，但我能付我的账单并照顾我的女儿。现在我没有任何喝醉酒的借口。
11. 我可以喝酒，因为没人会知道。	我知道我不会欺骗别人，除了我自己。我可以这样不喝酒，以后我也将继续不喝酒。

第十一章

情绪管理

（对应工作手册第十章）

需要的材料

- 情绪工作表

目标

- 识别康复和复发过程中负面或正面情绪的作用
- 帮助来访者识别康复过程中高危的情绪问题（具体的情绪或者应对技能的缺乏）
- 帮助来访者学会适合的情绪管理策略

介绍

对负面情绪状态的无效回应是最常见的复发诱因，它们向正在康复的患者提出了一个挑战（Daley & Marlatt，2005；Marlatt & Donovan，2005）。躯体戒断反应、生活问题、压力和人际交往困难都会加重负面情绪。此外，负面情绪对复发会产生影响，如愤怒、抑郁、焦虑、厌烦、孤独、内疚或羞怯等负面情感会导致不快乐和痛苦，同时对人际交往造成困难。在某些情况下，负面情绪也是精神障碍的症状之一。

患者可能使用物质来掩饰这些情绪，或者用物质来帮助应对这些情绪。然而，酒精或其他药品的作用反而夸大了情绪并削弱了判断。这反过来又导致患者对情绪产生不恰当的反应。例如，轻微的挫折或愤怒可以表现为强烈的仇恨，正常的吸引可以表现为不懈的爱恋。

患者在认识自己的情绪或向他人表达情绪时存在困难。以下是一份简单的与不安情绪有关的问题的清单，这些不安情绪都是那些存在酒精或药品问题的患者所经历过的。

- **愤怒**。表达过于直接或使用对身体有害的方式进行表达；让愤怒情绪继续发展，在适当的时候避免直接表达；让愤怒控制行为；否认对他人的愤怒；对他人的愤怒情绪不能释怀；对自己有物质滥用障碍非常愤怒。
- **焦虑**。恐惧或担心自己能否坚持康复，或担心生活中的具体问题；恐惧情绪会导致回避行为的产生，反过来会影响患者能否参与康复性团体治疗；持续的无效的焦虑或恐惧并不能改善清醒状态，反而使戒断症状恶化，焦虑其实是精神障碍的一种症状。
- **厌烦**。如果没有计划使用或实际使用成瘾物质就很难获得乐趣；如果没有成瘾物质就无法享受某些体验；适应日常的清醒状态比较困难；清醒状态时对工作或人际关系感到非常厌烦。
- **抑郁**。对物质滥用问题造成的过错感到难过；对职业、健康、人际关系或生活的其他重要方面存在的严重问题感到悲伤和绝望；持续存在的情绪障碍，并不能对保持清醒状态有所改善。
- **空虚**。对生活中所经历的小小的快乐和满足感到没有意义；长时间的清醒状态并不能缓和所感受到的持续的空虚，这有可能是情感障碍或人格障碍的一部分；经过几个月或更长时间的清醒状态之后会想知道“所有都在那里吗？是吗？”
- **内疚和羞耻**。对别人使用成瘾物质的行为或不作为感到不好；因为有物质滥用问题而感觉自己不好、不足、像一个失败者。
- **孤独**。由于物质滥用障碍所导致的糟糕的人际关系，使自己感到很孤独；无法建立和维持一种亲密的人际关系。

当患者停止使用物质时，他们往往需要学习新的管理情绪的方法。有些患者必须学会认识自己的感受，允许自己去体验这些感觉，因为这些病人已经很久没有关注自己的情绪了。其他人需要学会自我控制，学习如何在不使用自我伤害和暴力方式的情况下忍受负面情绪。许多患者在学习如何用负责任且有效的方式应对情绪方面需要帮助，而这些方式可以让他们保持清醒的状态、良好的心理健康状态，改善人际关系以及提高躯体健康状况（Daley & Douaihy，2005）。

讨论的主要要点和问题

以下是讨论的主要要点和问题。

1. 治疗师讨论负面情绪状态是如何对复发、生活不如意、健康问题或不良人际关系产生影响的。当然，还有一种可能就是在人际关系方面，正面情绪（如兴奋、庆祝活动和强烈的性激情）可以作为触发点。有些患者使用物质是为了抑制或控制某些强烈的情感，这些情感可能是正面的也可能是负面的。康复过程中对情绪进行管理非常重要。有些患者在初次停用物质时往往会感觉比较困难。
2. 在不依赖物质的情况下会出现焦虑、担心、愤怒、厌烦、抑郁、空虚、内疚、羞耻和孤独等情绪，患者通过完成情绪工作表（图 11.1），对处理这些情绪的难易程度进行等级评估。这个工作表还能帮助来访者开始制定情绪管理的策略。
3. 治疗师评估患者对负面情感的一般应对方式。对负面情绪采取否认、回避、压抑，还是采取对他人或患者自己有害的方式？哪些情绪状态可能会影响来访者去使用酒精、烟草或者其他药品？哪些情绪引起生活其他领域的困扰或导致个人痛苦？患者可以用日记的方式对情绪强度、产生的背景以及使用的应对策略进行记录和等级评定，这样可以更加了解他或她的良性的和不良的应对方式。

情绪工作表

指导语：以下各项情绪状态，对你在不使用酒精或药品的情况下，处理这些情绪的难度进行等级评定。然后，选择在你康复过程中最困扰你的两种情绪，并找出应对它们所采取的策略。

0------1------2------3------4------5
无　　轻　　　中　　　重

情绪	应对情绪的困难程度（0～5）
1. 焦虑和担心	2
2. 愤怒	5
3. 厌烦	5
4. 抑郁	3
5. 感觉空虚—感觉什么事情都不重要	3
6. 内疚	4
7. 羞耻	3
8. 孤独	3

感受或情绪	应对策略
厌烦	提前计划周末以限制空闲时间； 每周进行娱乐活动； 承认厌烦情绪，把它当成正常的和必要的； 告诉自己这是一个尝试新事物的机会；
愤怒	不要因为小事就跳起来； 当我生气并要发作的时候先想一想； 对妻子说我的愤怒时，保持正常的声调； 提醒自己生气时我可以控制自己

图 11.1　一份完成的情绪工作表

4. 治疗师帮助患者处理具体的不良的情绪。这就需要患者能够认识和承认自己的情绪状态，而不是合理化或者压抑自己的情绪。同时也需要患者能确认与情绪有关的问题，以及平常的应对方式。例如，用被动攻击性的行为压抑和表达愤怒往往会导致人际冲突和不满。假设一个丈夫对妻子生气，但是他不能直接表达，那么他有可能用间接的方式来表达这种情绪。他可能会故意忘记一些重要的日子如妻子的生日或他们的结婚纪念日，然而，这种方式会伤害彼此的感情，还会导致婚姻的纠纷。

5. 治疗师帮助患者寻找特定的情绪，有助于问题的解决。例如，一个患者由于陷入虐待这种严重的人际冲突中而出现的抑郁情绪，如果这种关系得到改变，患者就可以改善抑郁情绪。由于患者过度的依赖和贪得无厌的需求，会使他或她变得孤独，和他人关系疏远，这种模式必须改变，患者才可以建立适当的能够互惠互利的人际关系。
6. 治疗师帮助患者检查和改变错误的信念和认知，这些信念和认知可能对特定的情绪冲突有影响。例如，关于愤怒的认知，如"生气是不好的"、"如果我生气了，我会失去控制和伤害别人"，这些认知可以变成"生气是很正常的，每个人都会有生气的时候"或者"我可以生气，不过不会失去控制和产生暴力"。关于厌烦的认知，如"我总是要做某些事情"、"我无法接受我自己"、"如果没有药品生活就毫无意思"，这些认知可以变成"我不需要所有时候都采取行动，没有问题，我可以放慢一些脚步"、"没有酒精或药品我也可以生活得有意义"或者"有什么证据可以证明没有药物我就不能活得有意义?"关于抑郁的认知，如"如果别人不能接受或者喜欢我，这将会变得多么可怕"、"我不能犯错误"、"最可怕的事情就要发生了"，这些认知可以变成"让所有人都接受或喜欢我，这是不可能的事情，这只是生活的一部分而已"、"犯错误是正常的，何必那么在意自己的错误呢?"、"有什么证据能证明最糟糕的事情将要发生呢?"
7. 治疗师鼓励患者在恰当的时候对他人直接表达自己的情绪，或者与一个值得信赖的朋友分享这些情绪。对很多患者来说学习揭露自己的感受比较困难。有些患者需要学习与别人分享自己的感受。在某些情况下，患者需要学会自信，这样他们在处理愤怒、沮丧、失望以及与别人的冲突时就可以独当一面。
8. 患者需要改善日常生活的结构。空闲的时间过多，特别是没有目标的生活状态，对很多物质使用者来说是一个高危的状态。结构化的生活，特别是有娱乐活动的生活状态，可以减少焦虑、厌烦和抑郁等情绪。

9. 治疗师鼓励患者定期参加体育活动、社交活动和娱乐活动。这些活动可以减少压力和释放紧张及其他感觉。
10. 治疗师提供具体的推荐用书或康复指南，鼓励患者阅读与情绪有关的内容。事实上，在任何情绪困扰方面都有很多内容翔实、鼓舞人心、充满希望的材料。
11. 患者也可以采用冥想或祈祷等“内省”的活动。这些活动可以减少负面感受，增加力量和改变患者的人生观。
12. 患者在使用先前讨论过的策略时会持续存在一些负面情绪（如抑郁、焦虑），治疗师需要考虑对这些情绪进行药物治疗的评估。许多有物质使用障碍的患者在生活的某些时候会经历情感障碍或焦虑障碍。有时这种障碍的严重程度足以引起个人的痛苦和功能损害。除了心理治疗，非成瘾性药物治疗对这些障碍是有帮助的。精神障碍的自助团体也能帮助患者获得社会支持，并学习其他的应对策略。
13. 虽然许多患者与负面情感进行斗争，但治疗师仍然需要讨论正面情绪。例如，帮助患者提高分享正面感受（比如爱）的能力，尤其是这些积极的感受带给他们良好感觉的时候，适当的分享可以改善他们的人际关系。因此，治疗师的讨论不应仅仅局限于负面情感。

患者的家庭作业

✎ 完成情绪工作表，对康复过程中的情绪状态进行识别和等级评估

✎ 建立你自己的康复应对策略

第十二章

拒绝为使用成瘾物质提供便利

（对应工作手册第十一章）

需要的资料

- 社会压力工作表

目标

- 帮助患者识别使用酒精、烟草以及其他药物的直接或间接的社会压力（包括人物、地点、事件、生活和工作状况）
- 识别社会压力出现时所体验到的情绪（如愤怒、焦虑、兴奋等）
- 识别社会压力出现时所经历的想法（希望融入正常）
- 确定策略以避开处于高危状态的人、地点、状况以及事件，并确定一旦社会压力不可避免时的应对策略

介绍

对于任何希望放弃酒精、烟草及其他药品的患者来说，最常见的挑战之一就是如何拒绝物质滥用的社会压力（Dalay，2004a；Marlatt & Donovan，2005）。社会压力是故态复发的第

二位常见的原因。那些没有准备好对抗社会压力的患者更容易复发。

直接的社会压力包括有人向患者提供成瘾物质。社会压力从小到大各有不同，最极端的是有人非常努力地说服患者使用成瘾物质。患者可能感到焦虑、难受，想要使用该物质。在一些社交场合，性接触常常与酒精或其他药品使用交织在一起，加重了促使物质滥用的社会压力。

患者更常见的是间接的社会压力，即一些使用酒精、烟草或其他药品的场合，虽然没有人强制患者使用，但在这种场合中，患者自身的渴望却是非常强烈的。比如，一个戒酒的人在参加一个与工作有关的社交集会时，只要有人喝酒，他自己会很想喝。一个已经戒烟的人，如果置身于有人吸烟的聚会或餐厅，因为吸烟行为对视觉和嗅觉的刺激，也有产生复吸的渴望。

因为不可能避免所有与物质滥用有关的人、事件以及场合，所以患者需要做好对抗各种社会压力的准备。预先的思想准备可以帮助患者在处理各种直接或间接地与物质滥用有关的社会压力时，更加从容和自信。

主要观点及争议

以下是主要观点及几个供讨论的问题。

1. 治疗师讨论直接和间接的社会压力是如何影响复发的，并强调识别社会压力并采用何种抵御措施的重要性。
2. 患者完成社会压力工作表（图 12.1），找出给患者压力的人、地点、事件以及场合。治疗师根据每种社会压力的严重程度，优先处理那些最严重或最快引起复发的危险因素。
3. 治疗师要帮助患者明确何种压力是康复的最大挑战(challenge)，并确认患者成功抵御这些压力的自信程度。例如，如果某个女性患者担心同龄人饮酒时自己会落伍，或者认为看着其他人饮酒自己就不能体会到任何乐趣，那么她可能体验到巨大的压力并开始饮酒。如果一位患者预料到、准备好并且满怀信心地认为他有能力处理这些社会压力，那么他在处理这些社会压力时将有更多的成功机会。

4. 治疗师与患者需要探讨各种社会压力之间的细微差别。例如，对于某些患者来说，性接触的经历使自己的康复过程充满风险是很常见的。他们通常将这种风险与性接触之间的关系最小化，或者干脆否认。同样，有些患者意识到，当他们置身于某些可能面对物质滥用压力的场合时，自己就会重蹈覆辙。例如，一个最近刚刚摆脱酒精困扰的患者，当他前往当地的俱乐部，参加以前的酒友们“只喝苏打水”的聚会时，再次饮酒的风险就会增加。这一现象同样出现在那些和在工作之余抽烟的同事一起相处的戒烟者身上。
5. 某些患者可能会卷入一个主要由主动滥用物质者组成的社会关系网，或者与物质滥用者结成基本的社会关系（配偶、搭档、室友等），或者在使用或滥用成瘾物质的场所工作。患者需要仔细评估这些状况并决定如何处理。这些状况对于很多患者来说，是主要的威胁，并且通常需要患者做出明显的改变。
6. 治疗师帮助患者了解由社会压力所引起的情绪反应。这些情绪变化范围可以从兴奋到预期性焦虑。康复早期患者的情绪通常是矛盾的：一方面，他（她）可能屈从于社会压力，另一方面，他（她）又希望保持清醒。
7. 治疗师帮助患者了解由于社会压力的存在所产生的各种观念。比如，“除非我使用这些物质，否则我无法融入他们”或“一点点的烟或酒有什么可小题大做的?”然后，治疗师就能够帮助患者改变他（她）的这些观念。社会压力所衍生出的各种观念和情绪反应决定了一个人如何应对这些社会压力。
8. 治疗师讨论回避某些高危人物、地点、事件及场合的重要性。例如，那些可能过量饮酒或提供药物的酒吧、聚会，以及主动物质滥用者或成瘾者的应酬活动，通常都是高危情况，需要患者回避。
9. 很多患者可以从行为演练或角色扮演中获益，在这些练习中，患者学习如何斩钉截铁地拒绝使用成瘾物质的具体方法。治疗师可以通过帮助患者使用不同的语言、语调以及躯体语言来增加抵御社会压力的信心。

10. 从康复治疗小组，自助小组或朋友、家人获得的支持，能够帮助抵消掉那些导致旧病复发的社会影响力对患者的潜在作用（见第十四章）。

患者的家庭作业

✎ 完成社会压力工作表

社会压力工作表

指导语： 列出使用酒精、烟草或其他药品可能出现的直接或间接的社会压力。根据你的体验，使用如下等级表定出解决每一种社会压力的困难程度。最后，列出你可以采取哪些措施来处理这些社会压力。

0——1——2——3——4——5

无威胁　　中度威胁　　严重威胁

社会压力	困难程度（0～5）	处理措施
Mark（哥哥）	4	不再去酒吧或俱乐部。告诉 Mark、Sam 和 Jack。
Sam（姐夫）	5	我戒酒了，请他们不要再强迫我“来一点”。
Jack（酒友）	4	垒球比赛后立即离开，而不是留下来饮酒。 一旦 Mark 的加油站里有人饮酒，就离开那里。 停止每月一次的纸牌游戏，直到我感觉自己能够处理这些压力。
棒球场	3	计划一些不饮酒的郊游聚会。
哥哥的加油站	4	告诉自己如果没有酒精我会过得很愉快。
Red 酒吧	5	养成不要卷入饮酒圈的好习惯。
Grill 家庭聚会	4	多参加当地康复俱乐部组织的社会活动。

续前表

社会压力	困难程度（0~5）	处理措施
在 Mike 家聚会	4	
公司年度圣诞晚会	5	
每月的纸牌游戏	4	
丈夫	4	请丈夫不要在家当着我的面吸烟。
吸烟的同事	5	当吸烟者来我家时，要求他们出去吸烟。
吸烟的朋友	4	花更多的时间与不吸烟的朋友在一起。
家	4	改变上班时在茶休和午餐后吸烟的习惯。
任何朋友家	4	
饭店	3	在饭店要求坐在非吸烟区，并争取丈夫的支持。
晚宴	3	如果要去某个吸烟者的家里，随身携带口香糖或薄荷糖。
工作时的茶休	3/4	
与吸烟朋友聚会	4	
与丈夫在家中的早餐及晚餐	5	

图 12.1　一份完成的社会压力工作表

第十三章 处理家庭及个人问题

（对应工作手册第十二章）

需要的材料

- 家庭影响评估表
- 人际关系评估表
- 交际风格评估表

目标

- 识别物质使用障碍对家庭及个人人际关系的影响
- 协助患者制订方案，应对物质成瘾对家庭及个人造成的影响
- 协助患者提高人际交往的有效性

介绍

家庭及个人问题往往出现在各种物质成瘾病人的康复过程中，包括精神障碍共病的病人（Daley & Sinberg-Spear，2003）。在酗酒、烟瘾、毒瘾患者中，人际冲突是病人康复的第三大复发危险因素（Marlatt & Donovan，2005）。

在治疗过程中，正确应对家庭和个人问题将给患者带来很

多潜在的好处，让患者不仅能面对重要问题，还能提高人际交往能力。其好处包括以下方面：

- 协助挽回因物质成瘾而造成恶化的家庭及社会关系
- 有助于更多的家属参加治疗小组/互助组，如 Al-Anon、Nar-Anon 等，以帮助患者。
- 提高患者获得他人帮助的几率
- 帮助患者培养抵制那些引起物质滥用的社会压力的能力
- 帮助患者建立社会支持网络
- 帮助患者建立并改善家庭及社会关系
- 帮助患者获取、提高人际交往能力
- 加强患者应对和解决具体个人问题的能力
- 提高患者对人际关系的满意程度

在很多 NIAAA，NIDA，CAST 及其他疗法手册中，酗酒、吸毒患者在康复过程中遇到的个人和家庭问题都获得了不同程度的关注（如 CSAT，2004b；Monti *et al.*，2002；NIAAA，1995a，1995b，1995c；NIDA，1998a，1998b，1999a，2003；O' Farrell & Fals-Stewart，1999）。例如，Monti 及其同事（2002）为酒精依赖患者建立了"应对技能训练"模型，他们在协助患者康复、教其认知和行为方面的技能时，主要强调了两个方面：人际技能和内省技能。该模型中的人际技能包括：沟通技能、戒除酒瘾的能力、解决人际交往问题以及建立社会支持网络。

主要观点及争议

以下是主要观点和几个供讨论的问题。

1. 治疗师讨论物质成瘾将如何影响患者的家庭。由患者完成"家庭影响评估表"（图 13.1）。患者在评估表中列出由于自己的物质成瘾问题而导致家庭成员受到影响的具体情况。患者同时举例说明自己的行为问题及其对家庭的冲击。

家庭影响评估表

指导语：列出你的家庭成员。然后描述你的物质成瘾等相关行为对他们都产生了哪些影响。

家庭成员	我的药物成瘾造成的行为/后果
父母	借他们的钱不还；偷窃并伪造他们的支票；不关心父母；陷入麻烦时才利用他们帮忙；让父母生气和担心；失去父母的信任。
妻子	对妻子撒谎；用家庭收入买药品；变卖了她的一些首饰；她很痛苦、受到伤害，并离开了我。
儿子	儿子还小的时候，我错过了他的很多重要事情；没花时间陪他；跟妻子分居时，我对儿子不好。
哥哥	我应该帮哥哥的时候，有时没能出现；我借口和谎话来掩饰自己；让他失望；他知道我在吸毒，而且很担心我。

图 13.1　一份完成的家庭影响评估表

2. 阅读患者填写的“评估表”时，可适当追问细节。例如，患者说自己曾错过孩子的重要事件，那么治疗师就请他举个具体的例子，如生日或毕业等。患者对这种家庭关系被拿来讨论，对于伤害了自己的家人有什么感想？患者也许会感到内疚和羞耻，有些人会矢口否认，或尽量轻描淡写自己的成瘾对家人特别是对孩子造成的影响。治疗师可以询问患者，作为他的某一个亲属，他们会因为患者的行为受到怎样的影响，以此协助患者认识到自己家人的真实感受。
3. 如果患者加入了“12 步骤项目”，如 AA 或 NA，医生可以以步骤 8 和 9 为基础（“弥补”步骤），与患者探讨他们家庭所受的影响。
4. 治疗师讨论患者的物质成瘾是如何影响其他人际关系的。患者完成“人际关系评估表”（图 13.2）。这张评估表能帮助患者认识到具体的人际交往问题，并拟订方案来提高自己的人际交往技能。

人际关系评估表

指导语：描述你生活中出现问题的人际关系。写下你可以通过何种方式对此关系加以改善。

问题所在	改善方式
我辅导儿子作业的时候容易发火。	记住他只是个小学四年级学生，提醒我自己要更有耐心；如果感到自己对他很生气，要休息一下，直到心情恢复平静；他作业做得整洁、正确时要给予表扬；我感到压力太大时，让我丈夫来辅导儿子。
与我姐姐关系紧张。	邀请姐姐共进午餐；提出我的忧虑，并让她和我一起讨论如何改善我们的关系。
与丈夫单独外出太少。	不再用太忙碌为借口，要经常性地安排娱乐活动。告诉他我希望有更多二人世界的时间，这对我来说很重要。安排一个意外约会。

图 13.2　一份完成的人际关系评估表

5. 治疗师协助患者给自己面临的各种人际交往问题排列顺序，这样患者就能够优先处理对自己危害最大的问题。妨碍患者康复的人际关系问题通常包括以下几种：仍有毒瘾的家庭成员、伴侣或其他朋友；缺乏健康的社会支持系统；混乱的或过度指责的人际关系。
6. 在探讨人际关系具体问题时，治疗师协助患者了解人际关系本质的互惠性以及患者在这些问题中的角色。患者往往会把导致人际关系问题的责任推到对方身上，并否认或减轻自己这一方的责任。
7. 治疗师询问患者，可以采取哪些步骤措施来挽回自己物质成瘾对家庭的影响。一般策略（例如邀请家庭成员加入咨询或自助讨论会，向他们提供学习材料）和具体策略（例如改善与孩子或配偶关系的详细计划）都可以讨论。
8. 鼓励患者主动就自己的物质成瘾问题以及康复计划，与其家庭成员进行开诚布公的交流。如果患者过于担心或觉得无法实施，那么治疗师可以让患者请家庭成员来参加讨论。患者应当理解，自己的家庭成员可能会有一些反应和情绪，让自己难以接受。

9. 治疗师与患者讨论邀请家人进入康复程序可能带来的潜在风险和好处。一些家庭成员能够帮助、支持患者，但另一些人却可能会怒气冲冲、充满敌意，并拒绝对患者的康复提供支持。
10. 治疗师可以邀请患者家人参加个人或小组讨论，帮助他们了解物质成瘾问题及其康复过程，并向他们提供机会以交流自己的体验、问题以及担忧。这个策略很有效，它能让患者不再抗拒家人参与自己的康复疗程。同时，与家人一起讨论，也让治疗师能够参与进来，通过治疗师帮助家庭成员不再抗拒参与患者的康复疗程。
11. 治疗师可以鼓励患者邀请其家庭成员加入家庭支持组织，如 Al-Anon、Nar-Anon、Alateen 或 ACOA。治疗师也可直接邀请其家人参加类似面对面活动。
12. 通过了解患者家庭，治疗师将判断是否还存在其他问题，需要进一步作评估或治疗。如果需要，治疗师将协助这一过程。例如，如果患者说他十多岁的女儿情绪低落，有自杀倾向，但尚未接受任何心理治疗，那么治疗师会协助患者安排一次对其女儿状况的评估。
13. 对于已经接受康复治疗很久、比较稳定的患者，他们可以探讨并改变自己的人际交往行为，并从中获益。此类患者应填写“人际风格评估表”（图 13.3）。通过这张评估表可以识别出该患者人际交往的优势能力，以及导致人际关系出现问题的交往风格。
14. 一旦找出了与交往风格有关的问题，治疗师可以协助患者审视并改变自己的人际交往风格的缺陷。例如，一个患者认识到害羞或缺乏自信是自己的人际交往问题所在，那么患者和治疗师将共同找出具体办法来克服这些弱点。对于刚开始发展自己交流技能或学习自我肯定技巧的患者来说，“行为练习”通常更有效；而对于要改变自己现有的交流和行为理念的患者来说，“认知干预”通常更有效。

交际风格评估表

指导语：下面是一张交际风格评估表。在第二栏中，把对你描述程度正确的选项圈出来，并完成后面两个问题。

	不是我		有点像			正是我
1. 会把内心想法或感受直接告诉别人，从不掩饰	0	1	2	3	4	⑤
2. 会担心他人的情绪，并压抑自己的感受	⓪	1	2	3	4	5
3. 生气的时候会斥责对方	0	1	2	3	④	5
4. 经常和别人分享快乐心情	0	1	2	3	④	5
5. 常常批评别人，并发泄自己的负面情绪	0	1	2	3	4	⑤
6. 很难去跟一个陌生人说话	0	1	②	3	4	5
7. 认为自己是个害羞的人，很难对别人敞开心扉	0	①	2	3	4	5
8. 很容易和别人找到共鸣，我喜欢交新朋友	0	1	②	3	4	5
9. 能让熟悉的人了解什么是对我重要的	0	1	2	3	④	5
10. 不喜欢与人争论，并尽力避免争端	0	1	②	3	4	5
11. 很容易被别人占便宜	⓪	1	2	3	4	5
12. 认为自己是个好胜的人	0	1	2	3	4	⑤
13. 认为自己充满自信	0	1	2	3	4	⑤
14. 觉得自己逆来顺受，而且比较被动	⓪	1	2	3	4	5
15. 尽量回避需要在众人面前说话的场合	0	1	②	3	4	5
16. 把喝酒、抽烟、嗑药作为社交手段	0	1	②	3	4	5

写出你想要改变的一种人际风格

我常常指责别人，并发泄负面情绪。

列出你可以采取哪些步骤去改变这个行为

我对我老婆和孩子最苛刻，所以我要开始避免对他们恶狠狠地大吼大叫；我要想想自己为什么对他们满腹牢骚，要面对现实降低自己的期望值。而且我应该每天对老婆孩子说点积极的话，这样我就不会总纠缠于那些负面的问题上了。

图 13.3　一份完成的交际风格评估表

患者的家庭作业

✎ 完成人际关系评估表
✎ 完成交际风格评估表
✎ 完成家庭影响评估表

第十四章

建立康复支持系统

（对应工作手册第十三章）

需要的材料

- 康复网络工作表

目标

- 分析患者现有的社会支持系统，帮助其认识现有社会关系的实质
- 了解康复支持系统带来的种种好处
- 找出可以让患者添加进自己支持系统中的个人和团体
- 帮助患者意识到并克服自己寻求帮助过程中的种种障碍

介绍

积极的社会支持系统与患者成功戒除酒瘾、毒瘾密切相关(Daley & Marlett，2005)。与家人、朋友和其他正在康复的病人建立一种健康向上、相互支持的关系，会给患者带来很多好处，可以减轻成瘾复发的压力，降低患者自闭的倾向，令患者在压力大时能够寻求外在帮助，并使患者有机会分享他们的共同兴趣和体验。还有重要的一点是，其他处于康复期的病人能

够给患者带来力量和希望，还能对康复过程中遇到的具体困难提出建议，比如怎么控制成瘾；如何管理人事、地点、活动和其他东西；怎样克服康复期的消极观念；如何调整生活方式，以适应长期康复。

除了个人之外，机构组织也可成为患者康复系统的一个主要环节。基本上各种组织都可能成为对患者很重要的机构。例如教会、社区、运动团体、康复机构或其他针对患者特殊需求和爱好的组织。本书第十五章将着重介绍患者自助项目和康复俱乐部，他们在物质成瘾患者的康复过程也扮演了重要角色。

然而，寻求帮助支持的过程中会遇到种种障碍。对于交往人群多为成瘾病人的患者来说，他们可能很不情愿与这些朋友断绝联系，尤其是有些人已经在长期交往阶段。而另一些患者非常独立，依靠自己，他们可能希望自己解决问题，不喜欢向他人求助，哪怕只是个很小的请求也不愿意。还有一些患者比较害羞，对社交活动感到焦虑，缺乏自信，社交技能差，这些原因都让他们不知道如何去寻求帮助。有时候，患者对社交活动产生焦虑以及避免社交的行为，可能源于其他更严重的问题，例如社交恐惧症。这类患者可能根本不知道应该与谁接触，也不知道该说什么。还有部分患者认为自己根本不值得他人帮助，认为即使自己去求助也一定会被拒绝。这些念头都是建立康复支持系统的障碍。

主要观点及争议

以下是主要观点和几个供讨论的问题。

1. 治疗师评估患者现有社会关系网，对其社会关系有所了解。患者是否与其他酗酒、毒瘾患者有重要关系？如果有的话，这种关系对患者自身康复有多大威胁？治疗师应当找出患者信任的人，即患者认为哪些人能为自己的转变提供帮助支持。
2. 治疗师与患者讨论建立康复支持系统对成功康复的影响。得到了亲友支持的患者一般来说都比缺乏社会支持、或存在负面社会关系的患者康复效果好。

3. 在康复支持系统中，很重要的一点是要有各种人员参与——家庭成员、朋友，还有其他人。患者应当与能够提供帮助的人多接触，而不要接触会向他们提供负面信息、对其责骂、不支持其改变的那些人。
4. 治疗师与患者讨论组织机构在康复过程中的角色（如教会、社区）。找出患者希望纳入系统的组织，并商量如何实施。
5. 患者填写“康复网络工作表”（图 14.1）。这张工作表可以帮助患者识别出具体的人物、机构，以及康复过程中可能带来的好处。一些患者的社会关系网中可能找不到存在物质成瘾的人。假如他们找不到能提供帮助的机构或个人，那么治疗师应与患者讨论原因所在。必要的时候，治疗师可以向患者提出建立支持系统的具体措施（比如参加自助会时）。
6. 治疗师要指出，患者在康复过程中，向他人求助有时会遇到困难。寻求帮助时遇到的困难包括：(a) 骄傲，过分自信；(b) 害羞，社交焦虑；(c) 缺乏人际交往技巧；对与他人交往缺乏兴趣；(d) 缺乏自信；(e) 对自己有负面评价（例如“我不值得任何人来帮我”）或对他人有负面认识（例如“没人真正关心我”或“任何人都靠不住”）。
7. 如果患者意识到这些寻求帮助的障碍，治疗师便可与患者讨论原因以及克服这些障碍的方法。有时候，改变固有思维将使患者行为发生相应的改变。还有些时候，患者可能需要外界帮助来发展社交技能，比如怎么展开一个话题，介绍自己的个人情况，询问别人具体的问题等。很多患者知道应该如何求助，可是很不情愿这么做，感到不自在，或觉得不值得；另一些患者未能求助则是因为他们根本不知道该怎么做。
8. 绝大多数物质成瘾的患者都有较高程度的社交焦虑，这使他们尽量避免与人接触，回避自助项目、群体活动，也不参与社区活动。如果患者不主动提供这些信息，从表面上看，可能他们就是不肯积极建立康复支持系统。在评估过程中，可以用患者自填的问卷来了解其焦虑、恐惧、抑郁等情况，从而识别出那些对寻求帮助不利的焦虑、回避等行为。

9. 治疗师可以鼓励患者定期参加与他人一起开展的娱乐活动。一边玩乐一边参与社交，往往令康复过程更加愉悦并卓有成效，也帮助患者与他人始终保持联系。

患者的家庭作业

✎ 完成康复网络工作表

康复网络工作表

指导语：写出你认为在你的康复支持系统中能起到重要作用的个人和组织机构。然后列出如果让他们加入关系网，可能带来的好处。

个人/组织机构	可能带来的好处
护士康复小组	有机会与其他处于康复阶段的护士一起讨论我们面临的具体问题；讨论我的毒瘾问题时可能会感到更自在；其他人告诉我这个小组很有帮助；帮助我维持护士这个职业。
NA 会议	有机会交流困扰我的问题；可以见到其他不吸毒的人；能够参与 NA 赞助的社会活动。
Linda（NA 的赞助人）	可以与她交流我在小组活动中很难提出的个人问题；可以分享我取得的小成绩，以及康复过程中的困难；她能帮助我实施“12 步骤项目”。
父母	他们一直在背后支持我，愿意为我的康复做任何事；定期去见他们会让我们关系更亲密。
Sim 和 Terri	他们已经成功戒毒很久了，能帮我设立期望值，告诉我怎么戒毒；我们能互相支持；与他们一起交往也比较安全。

图 14.1　一份完成的康复网络工作表

第十五章
自助项目和康复俱乐部

（对应工作手册第十四章）

需要的材料

- 自助项目工作表

目标

- 向患者提供自助项目及康复俱乐部相关信息
- 帮助患者了解自助项目和加入康复俱乐部的优缺点
- 帮助患者找出能够促进自身康复的具体自助项目

介绍

互助项目对物质成瘾患者的康复有很大帮助（Emrick & Tonigan，2004；Hazelden Foundation，2004）。最常见的项目是"戒酒匿名会"（AA）和"戒毒匿名会"（NA）。另外还有针对其他物质成瘾的各种"12步自助项目"，例如"可卡因匿名会"及"大麻匿名会"。

还有些"12步自助项目"是为戒烟者设置的，如"吸烟匿名会"和"尼古丁匿名会"，但很多社区都设有这些项目。还有个名叫"双重康复匿名会"（DRA）的项目则是针对那些既有物质成瘾，又有精神疾病的患者。可惜 DRA 项目没有 AA 或 NA 那样普遍，在很多地区不设立。

其他自助项目包括“清醒女子会”（WFS），“清醒男子会”（MFS），“理智康复会”（RR），以及“自我管理和康复培训”（SMART）。但这些项目也不如 AA 或 NA 那样普及，有些社区没有 WFS、MFS、RR、SMART 等组织。

很多地区建有协助酗酒或吸毒患者康复的俱乐部。这些俱乐部为患者营造了一种无酒、禁毒（吸烟例外）的环境。俱乐部成员可以参加互助小组会议及社交活动，并能够和其他组员一起吃饭、喝咖啡，进行非正式交流。

尽可能掌握患者所在社区都提供哪些自助项目的第一手资料，对治疗将十分有益。参加面向社会的会谈活动、阅读文献资料、与自助项目参与者交谈，都是治疗师进一步了解这些自助项目的绝佳途径。

尽管有些患者一直在自助项目中，而一些患者只参与了一段时间。根据自身需求不同，患者加入自助项目的情况也各有不同。还有些患者一听说要终身入会，便打了退堂鼓。

正如前一章所说，有些患者在社交中有较强的焦虑感，这让他们很难参加聚会，既在会上难以开口，也无法在会前、会上或会后跟其他成员展开非正式讨论。这类患者可能需要别人帮助他们转变阻碍其参会的根深蒂固的观念，帮他们提高社交技能，从而更容易融入群体环境。

主要观点及争议

以下是主要观点和几个供讨论的问题。

1. 治疗师对患者所在地可参加的各种自助项目、康复俱乐部等进行讨论。治疗师可以向患者提供宣传册和书面介绍，对有关具体项目的书籍做出阅读建议，如《戒酒匿名会》（the “Big Book”，2001），《戒毒匿名会》（the “Basic Text”，1988），以及《双重障碍康复手册》（1993）。
2. 自助项目只有在患者积极参与时才最有效。各种项目采用的康复理念和方法不尽相同，但是大都包括以下方面：

团体。这个项目让具有类似问题的人可以互相帮助，解决酗酒、吸毒或双重问题。方式是大家交流会上及会后的个人体验，“资助”新入会者（这在 AA 和 NA 中很普遍），谈论共同关心的康复话题，如成瘾再犯问题、病情复发的重新康复问题以及如何弥补对家庭和他人造成的伤害等。

康复会议。包括讨论康复问题，分享他人与成瘾行为斗争的经历。

项目步骤或指导。包括了患者能采用的、戒除酒瘾或毒瘾的具体步骤。AA 和 NA 的 12 步骤项目等已被很多人看做一种生活方式，而不仅仅是戒瘾的方法。

自助文献资料。有很多小册子、书刊、录音带都给患者提供信息，给予鼓励，带来希望。很多资料就是由成功戒除了酒瘾或毒瘾的患者所写。

社会活动。一些互助项目，如 AA 或 NA 会赞助一些诸如节日庆祝之类的社会活动。这些活动为大家提供了一个无酒、禁毒的环境，给正在康复的患者提供了一个娱乐、交友、没有使用成瘾物质压力的场所。

3. 患者完成“自助项目工作表”（图 15.1）。患者在表上填写寻求帮助的感受，总结以往在自助项目中的经历，明确参加资助小组可能带来的坏处和好处。
4. 治疗师与患者讨论他们对于寻求帮助及参加自助项目、康复俱乐部等的观点和态度。有很多患者对于这些项目的运行方式及效果有不切实际的想法。例如，有些人以为是要他们站在一大群陌生人面前，公开承认自己是个酒鬼或瘾君子。
5. 治疗师与患者讨论他们以往参加自助项目或康复俱乐部等的体会。患者认为哪些有帮助，哪些没有帮助？即使一个项目曾经无效，未必这次对患者也无效。
6. 治疗师应当尊重患者对自助项目、康复俱乐部等的消极情绪或观点。如果患者明确表示某个项目曾对他毫无作用，并且表明为什么他/她不想参加，那么治疗师应考虑他们的意见。

自助项目工作表

指导语：完成下列题目，帮你确定自助项目如何能帮助你停止酗酒、抽烟或嗑药，并降低复发率。

1. 描述一下你向他人寻求帮助时的感受。

很困难，我宁可自己解决自己的问题。

2. 概括一下你在以前参加过的互助项目（优点和缺点）。

NA 聚会比较有帮助，因为我学到了不沾毒的方法。虽然这些步骤挺难的，特别是第四步，但我做得还不错，直到后来我再也不用去参加小组活动了。

3. 列出参加自助组可能的缺点。

很难抽出时间来工作和履行家庭责任，有的人太咄咄逼人，有的人比较虚伪。

4. 列出参加自助组可能的优点。

大家相互比较支持，大多数人都不会因为你搞砸了就说三道四，他们知道什么管用。这些步骤能帮助你变成一个更好的人，而且到处都有聚会。

5. 哪个或哪些具体的自助项目让你觉得在戒酒、戒烟、戒毒方面能起到积极作用？

NA 对我最有效。

图 15.1 一份完成的自助项目工作表

7. 对于充满疑虑的患者，治疗师要鼓励他们在决定是否加入自助项目之前，先参加几次自助聚会，甚至可以参加不同小组的聚会。例如，我们常常让患者参加 6～12 次聚会，然后再决定这类活动是否有效。
8. 治疗师让患者对各类项目及康复俱乐部中做出选择。患者对每个项目的优劣认识如何？治疗师也要了解治疗人员自身存在的偏见。治疗师可以对某个自助小组的理念持有不同意见，但是选择加入哪个小组的决定权在于患者。
9. 治疗师向患者提供自助项目或联系人清单。有些患者喜欢通过列表选择项目，另一些患者则希望和具体联系人进行电话联系。对很多人来说，联系到具体的人，能使自己转入这个团体的过程更容易。
10. 治疗师鼓励患者取得资助小组其他成员的联系电话，并试着主动寻求帮助。有时候患者需要学习如何提高交往技巧，学习用恰当的方式寻求他人帮助。行为练习能帮助患者做好更充分的准备向他人求助。

11. 治疗师对患者对自助项目的出席情况进行观察，并讨论患者的反应，特别是康复初期的情况。例如，一个患者可能只参加了一两次聚会，就宣称“这个项目不适合我”。另一个患者可能认为小组中的某个人不诚实、虚伪，从而判断整个小组都这样。
12. 如果患者拒绝参加任何自助会议，也不能通过心理治疗、药物或同时使用这两种方法来达到自己的治疗目标，那么治疗师应与患者讨论再尝试另一种自助项目可否使其受益。
13. 有严重社交焦虑或回避行为的患者，可能在准备好参加自助组之前，需要接受专业的帮助来消除这种焦虑或回避。治疗师如不能解决这种问题，应推荐病人到专业人士那里接受社交焦虑或社交恐惧症的治疗。

患者的家庭作业

✎ 完成自助项目工作表

第四篇

精神障碍共病的评估与治疗

4

第十六章

精神障碍共病的评估与治疗

（对应工作手册第二十章）

概论

在第一部分，我们回顾伴有精神疾病的物质使用障碍（又称作“共病”或“双重”障碍）的发病形式、患病率以及影响。第二部分，回顾精神障碍和物质使用障碍之间的关系，以及临床医师和卫生保健提供者所面临的八个挑战。然后我们将讨论如何使用 DSM-Ⅳ（APA，2000a）的多轴诊断系统对精神障碍及物质使用障碍进行广泛的和全面的评估，并讨论将此评估的结果与患者和/或家庭分享的重要性。第三部分涵盖了护理的持续性、护理水平、治疗方法以及临床事项。治疗人员与患者之间的治疗关系也很重要性，因为这是影响治疗效果的关键因素之一。第四部分回顾了康复的过程，并将提出一些与复发、自杀、暴力倾向以及艾滋病或肝炎有关的争议议题。

共病的患病率、形式及影响

患病率

物质使用障碍与精神障碍共病是精神病学和药物依赖专家常见的一种临床疾病。已经有两大规模的流行病学研究提示该共病的高患病率：一是 Catchment 地区流行病学研究（ECA；

Robin & Regier，1991)，二是全国发病率研究（ECS；Kessler *et al*.，1996)。

ECA研究收集了美国五个主要地区超过20 000名受试者的数据。结果显示，在美国，有22.5%的成年人一生中没有过物质使用方面的精神障碍，有16.4%的成年人一生中使用过酒精或某种药物。较常见的成年人精神障碍的终生患病率，详见表16.1。

表16.1　　成人常见精神障碍终生患病率表

成人常见精神障碍	终生患病率
酒精滥用或依赖	13.7%
恐怖症	12.6%
药品滥用或依赖	6.1%
重性抑郁	5.1%
反社会型人格障碍	2.5%
强迫症	2.5%
心境恶劣	1.5%
惊恐障碍	1.5%
认知障碍	1.1%
精神分裂症	1.0%
躁狂症	0.4%
躯体化障碍	0.1%
神经性厌食	0.1%

ECA研究同时发现，37%的酒精使用障碍个体和53%的药品使用障碍个体一生中会发生精神障碍。ECA调查还发现；符合下列几种精神障碍诊断标准的人群中，物质使用障碍的比例较高：

反社会障碍	85%
双相障碍	61%
精神分裂症	47%

NCS研究涉及8 000名受试者，该研究发现51%患有精神障碍的个体存在物质使用问题。在物质滥用的个体中，有41%～66%在其一生中患有精神障碍。NCS研究估计，美国有超过一千万的个体存在两种障碍共病的现象。

其他很多临床研究也已经证实了共病的患病率（CAST，2005c；Daley & Moss，2002；Drake & Mueser，2000；Drake *et al.*，1998；Mueser *et al.*，2003；Westermeyer，Weiss & Zeidonis，2003）。在反社会型和边缘型人格障碍、双相障碍及精神分裂症的个体中伴有物质使用障碍的比例尤其高。

患病形式

不同个体因为疾病的严重程度不同而有不同的临床表现和问题。来访者可能存在两类疾病严重程度不同的组合。物质使用障碍和精神障碍都可以分别为轻度、中度、重度。某些病例的这两种障碍均很严重，这将使预后更加复杂，也是对精神病学家制订治疗方案的挑战。

很多个体一生中会经历某种精神障碍的单次发作，症状缓解后能恢复日常功能，并无后遗症。部分患者随着时间的推移，会出现精神障碍的复发，但发作间歇期则几乎没有任何症状。还有很大一部分患者的精神障碍反复发作，并且社会功能受损严重。这部分患者长期存在或轻或重的症状，故而有时又被称作慢性重型精神障碍患者（SPMI）。虽然SPMI包含了DSM-Ⅳ中大多数疾病类型，但常见的还是精神分裂症、复发性心境障碍、焦虑症或边缘性人格障碍。很多SPMI患者还伴有物质滥用或依赖（Linehan *et al.*，1999；Minkoff & Drake，1991；Montrose & Daley，1995；Rosenthal & Westeich，1999）。这类患者最有可能需要接受长程心理治疗、双重诊疗、重症期间住院治疗，以及辅助社会支持，如病例管理，家庭、社区居民项目，职业培训，日间医疗项目，集中门诊项目。

影响

精神障碍及物质使用障碍与各种功能性领域的问题息息相关，影响到患者本人、家属乃至社会（Daley，Salloum & Thase，2000；Drake & Mueser，2000）。一个患者可能受到多大的影响，取决于疾病类型和严重程度、个性、个人能力、应对机制，以及行为模式。受到影响的功能性领域可包括躯体、生理、心理或情感、家庭、社会、人际、心灵、职业、法律以及财务状况。下列是共病障碍个体功能受到影响的例子。

- 一个酗酒患者伴有厌食症，导致体重骤减、营养不良，生活受到严重危害。
- 一个吸食可卡因成瘾的患者伴有边缘性人格障碍，有多次企图自杀或自杀未遂，给家人和亲友带来巨大危害，导致家庭矛盾和痛苦。她的行为也导致自己被排斥，这种感受又反过来加重了患者的抑郁及可卡因成瘾症状。
- 一个有暴力倾向的药品依赖患者同时伴有躯体损伤，他还在一次暴力冲突中打伤对方。他靠不法行为弄到价格昂贵的药品，使自己很可能面临坐牢。
- 一个患者正在戒酒，却出现躁狂发作，他坚信自己想出了一个发家致富的商业点子。他贷了一大笔款，并把家庭积蓄投资进去，最终亏了所有钱。
- 一个酒瘾患者因为醉酒而丢了工作，并因此对家庭财务的稳定造成严重危害。她这种酒后不稳定、无法预测的行为让她丈夫和孩子忧心忡忡，她满口污言秽语也让她哥哥以及全家很生气。
- 一个滥用大麻的患者同时伴有精神分裂症，她社交技能很差，因为很难与人交流、建立人际关系而感到自己被孤立。她大部分时间都在独处并感到忧郁。
- 一个处于康复过程中的鸦片成瘾患者同时伴有复发性抑郁症。他对自己患病以及无法正常履行做父亲的责任感到羞愧。他有种“空虚感”，觉得生活中除了自己的孩子之外，其他任何事情都没有意义、毫不重要。该患者还因为长期以来抑郁症不断复发，情绪一直低落。他也担心自己会复吸鸦片。
- 一位女士充满焦虑和恐惧，几乎不敢离开家去买菜或看病。她觉得在自己家里像个囚徒，并愈发感到失望。她甚至不愿意出家门去看望已成年的儿女，尽管他们就住在附近一个镇里。

很多研究显示，共病患者比单患一种疾病的患者出现问题的几率高得多（Daley & Moss，2002）。Drake 和 Mueser（2000）研究了 100 多个案例，发现共病患者下列问题出现几率较高：

- 严重的财务问题
- 住房状况不稳定，无家可归

- 不按时服药
- 其中一种疾病复发
- 接受心理治疗、急诊和住院治疗
- 暴力
- 法律问题
- 被限制人身自由
- 抑郁、自杀
- 家庭负担
- 性传播疾病及 HIV 感染

在匹兹堡大学医学中心工作的本书作者及其同事记录了精神障碍患者和共病患者之间的显著差异（Cornelius *et al.*，1996，1997；Daley，Salloum & Thase，2000；Salloum *et al.*，1996；Salloum，Daley & Thase，2000）。与只有精神障碍的患者相比，共病患者还存在下列问题：

- 更多诊断，因精神疾病住院治疗更多，住院时间更长
- 因精神疾病的再次住院率更高
- 自杀率更高
- 谋杀率更高
- 治疗接受率及其完成率更低
- 从住院治疗转为院外治疗的成功率较低
- 院外治疗出勤率较低

精神障碍和物质使用障碍之间的关系

精神障碍和物质使用之间有几种可能的关系（Daley & Moss，2002；Meyer，1986；Salloum & Thase，2001）。包括：

1. 轴Ⅰ和轴Ⅱ精神障碍是成瘾障碍的危险因素。根据 ECA 的调查，在精神障碍患者中，成瘾个体是无成瘾危险者的 2.7 倍。
2. 成瘾是精神疾病的危险因素。根据 ECA 的调查，在药品滥用患者中，有精神疾病的患者和无精神疾病者的比例是 4.5∶1，也就是说药品成瘾者患精神疾病的可能性

是非成瘾者的4.5倍。

3. 精神疾病患者更容易受到酒精或其他药品的负面影响。比如，吸食大麻或迷幻药对于精神分裂症或边缘性人格障碍患者来说，其危害比普通人要大。
4. 使用药品会使现有精神疾病进一步恶化。比如，服用脱氧麻黄碱（天使粉）或可卡因可能会诱发一个易感患者出现躁狂的首次发作。
5. 精神疾病可以影响一种成瘾疾病发展的快慢、症状表现、治疗依从性、治疗反应以及长期疗效。共病患者的长期疗效结果往往比存在并发症的患者要差（Daley & Moss，2002；Drake *et al.*，1998）。
6. 在药品成瘾的周期性发作过程中，精神病性症状会加重。例如，服用PCP或长期吸食兴奋剂或可卡因之后，可能会出现精神病性症状；大量吸食可卡因或过量饮酒之后，可能会出现自杀或抑郁。
7. 精神病性症状也可能会因长期吸毒或复吸而出现。例如，随着患者意识到成瘾或复吸带来的危害，患者可能会出现抑郁症状。
8. 不论哪个症状发展在先，物质使用行为和精神病性症状随着时间的推移总会出现相互关联。
9. 成瘾障碍和精神障碍可以在不同的时间发展。例如，双相情感障碍患者在病情稳定好几年后，可能会染上毒瘾；酗酒成瘾患者可能在戒除酒瘾很久以后患上恐惧症或重性忧郁。
10. 一种疾病的症状可能导致另一种疾病的复发，或导致入院治疗。例如，精神分裂症患者焦虑和幻觉症状的加剧，可能促使其酗酒或吸毒，以此减轻症状；吸食可卡因或饮酒过量可能导致患者抑郁症或自杀行为。

临床医生和诊疗者面临的挑战

我们认为下列内容是向双重障碍患者提供治疗的医务工作者所面临的挑战。

1. 表达关心态度。我们曾与无数医生交流过他们面对共病物质使用障碍和精神障碍患者时出现的失望和负面态度。医生们普遍表达了生气、灰心、指责的情绪。这些负面态度和情绪必须要控制。要想让诊疗有效，医生必须理解并接受患者患病的事实，应向患者传达设身处地的、真诚的关心。
2. 透彻地了解患者的疾病。医生应试着了解物质依赖患者或那些为了喝酒吸毒宁可家破人亡、丢工作、毁健康的患者的感受。想象一下作为一个精神障碍患者会是什么样子，以及该疾病是如何影响患者的个人形象、行为能力或未来展望的。
3. 制定以患者及其家庭为中心的医疗标准。一个由全国共病专家组成的专家组对医疗标准、行医准则、专业能力以及训练大纲制定了一套标准（CMHS，1998）。

   对于患者及其家庭的医疗护理，专家组建议应有如下标准：

   欢迎性：医疗服务应以病人为中心；医护人员应对患者表示理解，对其康复前景表示乐观，即使对那些改变动机不强、情况改善有限的患者也应如此。

   易接受性：治疗系统应该适应不止一种疾病的患者的需要，不论他们对改变自身状况的准备程度如何。

   全面性：医师应同时具备精神疾病和物质滥用的诊疗知识，以便向患者提供全面服务。

   持续性：治疗组应力所能及地在治疗的全过程中与患者保持长期的联系。

   综合性：治疗服务应根据患者的文化背景、性别问题而调整，并且应提供一系列诊疗及其辅助服务来解决患者的需求和问题。
4. 考虑整个家庭，而不仅仅是患者。家人和孩子都会因患者的共病而受到危害，要帮助患者认清他的疾病对家人造成的影响，并从患者家庭寻求支持，对其家庭进行教育、提供支持和诊疗，这些都是可以向患者家庭提供的帮助。
5. 提供全面诊疗服务。全面诊疗需要花时间和精力，因为它是制订诊疗计划的依据。诊断须包括：物质使用情况、精神病史、社会心理因素、躯体疾病史。全面诊疗服务应同时着眼于物质使用和精神疾病两方面，并承认它们会互相影响。

6. 将循证治疗和临床护理结合起来。很多科学研究致力于发现各种疗法对于精神疾病、药物成瘾或共病的疗效。医生应对循证有所了解，并在护理中加以运用。我们建议，精神卫生专家应掌握一种成瘾治疗的模型，并在日常诊疗中加以运用。同样，药物成瘾领域的专家也应掌握一种精神疾病治疗模型，并对共病患者加以运用。
7. 加强不同阶段诊疗的联系。完成了一阶段治疗却未能接受下一阶段治疗的患者，往往容易旧病复发。例如，精神科病人出院之后如能继续保持门诊治疗，那他重新入院的几率要小于那些一出院就中断治疗的病人。有很多手段可以帮助病人提高诊疗依从性，以及加强联系(Daley & Zuckoff，1999)。
8. 采用适当的方法提高病人的治疗依从性。坚持接受治疗时间足够长的病人获益良多。对于共病患者、特别是长期有严重精神疾病的患者来说，也没有短程治疗办法。很多治疗系统和临床相关的方案都能提高病人就诊的依从性。医生应熟悉这些提高依从性的方案，并运用到日常工作中去（Daley & Zuckoff，1999）。

精神障碍的种类

DSM-Ⅳ-TR 成人疾病诊断类型包括器质性疾病所致精神障碍、精神活性物质所致精神障碍、精神分裂症、偏执性精神病，以及其他精神病、心境障碍、焦虑障碍、躯体化障碍、分离障碍、性心理障碍、做作性障碍、冲动控制障碍、适应障碍、人格障碍（表 16.2）。很多病人罹患多种精神疾病，例如，NCS 研究发现，几乎 54%的抑郁症患者同时伴有一种焦虑症状。除了药物中毒或撤除外，物质滥用并伴有精神障碍的患者往往有 3～5 种不同的 DSM 诊断。

表 16.2　　成人 DSM-Ⅳ-TR 诊断系统

疾病种类	严重程度及病程说明
精神病性	轻度到重度
心境障碍	部分到完全缓解
焦虑障碍	再燃或复发
躯体化障碍	
诈病	
分离性障碍	
性及身份识别障碍	
进食障碍	
睡眠障碍	
冲动控制障碍	
适应障碍	
人格障碍	
使用障碍	
临床上关注的其他疾病	

改编自《精神疾病诊断和分类手册》(DSM-Ⅳ-TR)(2000)，华盛顿特区美国精神病研究院出版发行。

下列是在物质使用障碍患者中最常见的精神障碍的说明(APA，2000a；Daley & Moss，2002)。

1. 心境障碍。包括情绪低落或长期的情绪问题，且这种情况不是由药物或其他精神问题引起的(Daley，2006；Daley & Haskett，2003；Daley & Thase，2003；Frank，2005；Kupfer *et al*.，1992；Thase，1999；Westermeyer Weiss & Ziedonis，2003)。重性抑郁包括心情低落、对日常活动和爱好失去兴趣，还包括胃口不好、睡眠障碍、易疲劳、精力不济或自杀等症状。双相障碍包括躁狂、过度兴奋或易激惹，并伴有活动量增加、烦躁、语速增快等症状。双相障碍患者可能会有躁狂发作、抑郁发作或混合发作。重性抑郁症或双相障碍也可能出现精神病性症状。重性抑郁可能仅发作一次，或随着时间的推移频繁发作。约有三分之一的抑郁症患者和60%的双相障碍患者同时伴有物质使用障碍。有过一次重性抑郁发作的患者中，约有半数会复发(Kupfer *et al*.，1992)。
2. 焦虑障碍。这类精神疾病以焦虑为主要症状，还包括恐怖症、惊恐障碍、广泛性焦虑、强迫症以及创伤后应激障碍（Antony & Swinson，2000；Brown，Muellar & Stout，1999；Daley & Salloum，2003；Foa，Keane & Friedman，2000；Triffieman，Carroll & Kellogg，1998）。恐怖症包括对物体、活动、情境等持续而不理性的恐惧，并由此产生回避行为。最主要的三种恐怖症包括广场恐怖症、社交恐怖症以及单纯恐怖症。广场恐怖症是最严重、最常见的类型。它包括对于独处的恐惧及对于身处很难脱身的公共场所的恐惧，有时伴有惊恐发作，即突然而强烈的担忧或恐惧，伴有心悸、头晕、发汗、发抖、震颤等植物神经系统症状。社交恐怖症指当身处受他人注视的场合时出现的持续而不理性的恐惧（例如在众人面前说话或吃饭）及回避。患者还担心自己的行为会令自己丢脸或尴尬。单纯恐怖症是指持续不理性的想逃避某种物体（如某种动物）或场合（如封闭空间、高处、乘飞机）。广泛性焦虑是指持续性焦虑症状，并伴随有紧张行为（如震颤、发抖、无法平静）、植物神经系统过度兴奋（如心跳加剧、头晕、肠胃不适）、忧虑（如焦虑不安、担心、或担忧不幸就要发生）、警觉性增高（如不安全感）。强迫症包括强迫和/或反强迫现象，令患者痛苦并影响其日常行为。创伤后应激障碍包括曾经历过的创伤性事件（如被强奸、遭遇袭击、战争、事故或自然灾害）的再现，其形式包括重复做噩梦或闪回，并伴有反应迟钝或与外界联系减少。在所有焦虑症患者中，共病物质使用障碍的比例很高。

3. 精神分裂症。许多研究和临床记录均显示，精神分裂症患者患有物质使用障碍的比例很高。这一精神疾病包括精神病性症状（如幻觉）和异常思维（如妄想、思维逻辑异常、联想散漫），以及情感不协调或情感淡漠、自我感受、目标性行为、人际关系、精神运动异常等这些严重影响日常活动的行为。这一疾病是病程最长、对病人危害最大的精神疾病之一，很多精神分裂症病人终身不愈。
4. 进食障碍（厌食症和贪食症）。进食障碍以明显的进食行为紊乱为特征（Marcis & Levia，2001）。对厌食症患者来说，他们对于肥胖和体形变化有严重恐惧，不断减重，拒绝保持正常体重。贪食症包括反复出现的、心情忧郁之后的暴饮暴食，并伴有自暴自弃的想法，可伴有用自行催吐、饮食限制、利尿剂等来帮助自己减重。

5. 边缘型和反社会型人格障碍。人格障碍包括长期偏离于当事人所处社会所有的正常的经历和行为（APA，2000a；Cloninger & Svrakic，2000；Gunderson & Gabbard，2000；Livesley，2001）。这些情况表现在多种个人、社会情境中，会给个人带来严重危害，或严重影响其社会功能。患者用扭曲的眼光审视自己、他人及社会；情感反应出现障碍；不能控制冲动；严重的人际关系问题。边缘型人格障碍（BPD）包括不稳定和紧张的人际关系；心血来潮；情绪不稳；易激惹，难以控制怒火；反复出现自杀威胁、姿态或行为，或者有自残行为；身份识别困扰；长期空虚；极度害怕被遗弃。一些 BPD 患者也有精神病性症状。这一疾病在女性中更常见，并与其他类型的精神障碍和物质使用障碍有关联。约有三分之二的 BPD 患者同时存在物质使用障碍。

6. 反社会型人格障碍（ASP）是指一种使他人利益受损的反社会行为模式。ASP 患者常常会违法、欺骗他人、对自己的行为毫不悔过、无责任心、易冲动。ASP 在男性中更常见，而且大部分患者同时酗酒或吸毒。大部分 ASP 患者（85%）患有物质使用障碍。

精神障碍的原因

精神疾病的形成有生物、心理、社会文化（环境）等多种因素（Andreasen，2001；Sadock & Sadock，2000；Stein，Kupfer & Schatzberg，2006；Torrey，2001；Torrey & Knable，2002）。生物—心理—社会模式被广泛用来理解精神疾病，因为该框架包含了多种造成病人初次或反复发病的形成因素。这些主要因素的不同影响程度取决于疾病类型，如某些疾病可能比其他疾病更易受到遗传或生理因素的影响。

1. 生物学因素。包括：躯体疾病；遗传易感性；多巴胺、肾上腺素、血清素、乙酰胆碱、γ-氨基丁酸能系统功能异常；脑部结构不同。很多心境障碍、焦虑障碍、精神病性障碍、成瘾障碍都有家族史，这就增加了患者后代或直系亲属患病的几率。这种情况下患上某种精神疾病的可能性较大。
2. 心理因素。包括态度、信仰、心理防御机制、应对技巧、解决问题的能力以及个性因素。例如，研究表明，双相情感障碍患者的子女早期往往会显现特殊的人格特征（如具有高度攻击性、高度情感表达）。
3. 社会文化因素。这包括在个人早期，家庭、文化环境、社会支持对其的影响。另外，也有“保护性”因素，比如互相支持的家人或社会环境，可能会降低一些个体产生精神障碍或物质使用障碍的可能性。

评估精神障碍的 DSM 多轴诊断系统

在精神疾病的评估过程中，多种方法被用于搜集信息，围绕五个轴来诊断疾病，提供治疗方案。这些方法包括：临床访谈和观察，回顾病史（治疗、用药记录、心理测验结果），实验室检查，知情人访谈（家人、伴侣、其他看护人或专业社会服务人士），以及采取书面问卷来获取病人具体疾病信息，如抑郁症或社交恐惧症。

如果患者有精神病、意识障碍、不合作、拒绝或对疾病轻描淡写或对接受救治不感兴趣，那么评估过程就会复杂得多。完成评估可能需要一个或多个程序，取决于病人的病情及其复杂程度。病人可能有多种精神障碍、物质使用障碍、人格障碍或躯体疾病，也可能有多种社会问题或明显的应激。

如果目前尚无法判断是否有符合 DSM 标准的疾病存在，则需要获得更多信息，可以作出暂时性、“排除性”诊断。例如，一位酒精依赖患者可能有抑郁症状，该患者病史可能显示，患者不酗酒时从未出现过严重抑郁，而目前抑郁发作期间患者大量饮酒。在尚未有明确证据说明患者不酗酒时也出现抑郁时，可以作出暂时诊断。这一病例中，在缺乏明确抑郁症病史的情况下，应要求患者戒酒，一般需维持几周或更长时间，然后再确定是否存在重性抑郁。

DSM 多轴诊断系统提供了包括五个轴在内的全面的患者评估方法（APA，2000a）（表 16.3）。

表 16.3　DSM-Ⅳ-TR 关于精神疾病及物质使用障碍的多轴诊断系统

轴Ⅰ：临床障碍
物质使用障碍、心境障碍、焦虑障碍、躯体化障碍、诈病、分离性障碍、性和身份识别障碍、进食障碍、睡眠障碍、冲动控制障碍、适应障碍
轴Ⅱ：人格障碍
突出的、适应不良的人格特征或防御机制
精神发育迟滞
轴Ⅲ：一般躯体疾病
轴Ⅳ：社会心理及环境问题
主要支持团体
社会环境
教育
职业
住房
经济状况
医疗状况
犯罪和法律系统
其他问题
轴Ⅴ：社会功能评估

改编自《精神疾病诊断和分类手册》(DSM-Ⅳ-TR)（2000），华盛顿特区美国精神病研究院出版发行。

1. 轴Ⅰ：临床障碍。包括精神分裂症和其他精神病性障碍、心境障碍、焦虑障碍、躯体化障碍、诈病、分离性障碍、性和身份识别障碍、进食障碍、睡眠障碍、冲动控制障碍以及适应障碍。每种具体障碍都有一组症状标准（躯体、情绪、行为、认知）、病程要求以及与之相关的功能损害。
2. 轴Ⅱ：人格障碍和精神发育迟滞。包括偏执型、分裂型、分裂样、反社会、边缘型、表演型、自恋型、逃避型、依赖型、强迫型及其他未定型的人格障碍。即使患者不满足人格障碍的全部标准，医生仍可以在轴Ⅱ上标明其严重“特征”（如反社会型人格特征、自恋型人格特征、偏执型人格特征）。

3. 轴Ⅲ：一般情况和躯体疾病。包括由于受伤、中毒、感染造成的，或与怀孕、生育、产后阶段相关的，或与神经系统、血液、感觉器官、皮肤、任何主要人体系统（循环、呼吸、消化、泌尿、肌肉骨骼）相关的各种躯体状况、症状或疾病。这些状况和症状可能与主要精神疾病的病因学有重大联系。或者，轴Ⅲ的状况与其并无病因学联系，但对精神障碍或物质使用障碍的管理有关。
4. 轴Ⅳ：社会心理和环境问题。包括与主要支持团体或社会环境有关的问题：教育、职业、住房、经济状况、医疗状况、犯罪和法律系统。这些问题可能会使患者现有症状恶化，或导致疾病发作。轴 IV 也有严重程度标准（如：无、极轻、较轻、中等、较重、极重）。
5. 轴Ⅴ：社会功能评估（目前和过去一年）。这是医生对患者目前社会功能和过去一年状态最好时作出的评估，涉及人际关系、职业、休闲时间。功能水平包括极好、好、一般、差、较差、严重损害。

医生要记录患者现在或过去的自杀念头或行为、攻击念头及行为、吸毒酗酒情况、个人发展和社交历史、显著家族躯体疾病史、精神病史和药物使用障碍史、动机水平、疾病对自身和他人的影响、患者所具备的优势或个人资源，这些是全面精神状况评估的一部分。还要对患者精神状态进行测试，用于评估其定向力、注意力、计算力、记忆力和语言能力。

对许多物质使用障碍患者来说，精神疾病是个严重问题，并与他们的康复及初期治疗方案的建立有很大关系。任何一种精神疾病都可能使物质使用障碍的评估和治疗变得复杂化。因此，要收集患者的精神疾病史，记录其现在和过去的精神症状以及这些症状对患者自己及家人的影响、既往治疗情况以及改变动机。

精神疾病评估时收集的材料可用于：建立诊断，包含暂时性诊断；明确进一步评估的建议；与患者探讨治疗方案的选择；初步确立及部署治疗方案及其安排。在现有的医疗管理环境下，治疗服务需要知情同意并被授权，因此彻底的评估对于早期治疗以及后续治疗都具有相当重要的意义。

一旦精神疾病评估完成以后，医生可与患者一起回顾评估结果，以及建立在此结果之上的诊断结论及相关临床信息。如果患者符合某种 DSM-Ⅳ-TR 描述的障碍标准，需要重新回顾其症状和相关行为的细节，并进行确诊。在此过程之后，往往要讨论病因，与患者探讨其对诊断的看法，并提出治疗方案。对否认自己的疾病或对其轻描淡写的患者，可与其分享评估信息，从而让患者逐步接受患病事实。如果家庭参与了评估过程，也可对他们传达评估结果，这样患者家属可以对评估结果提供反馈意见，并有机会对疾病及其治疗提出问题。

有些情况下，患者虽有某些精神症状，但并不符合疾病诊断的全部标准。这种状态有时被称为“亚临床”状态。

使患者接受治疗

寻求治疗的常见障碍

有些患者很乐意接受精神疾病治疗建议，但是仍有很多患者尽管自身疾病严重，却并不寻求医治。他们常常拒绝治疗建议，或接受治疗建议后并不执行，或永久退出治疗，或不严格执行治疗计划。例如，他们有可能缺席治疗小组会，不按医嘱服药，或不执行诊疗专家提出的其他具体治疗建议。抵触情绪很常见，医疗人员需要了解是什么原因影响了患者参与治疗的动机，并熟悉消除患者抵触情绪的方法，让他们可以配合医生的治疗。

表 16.4 总结了影响患者对专家关于精神障碍、药物使用障碍或二者共病的治疗方案的依从性的主要因素（Daley & Zuckoff, 1999）。这些包括患者相关因素、疾病或症状相关因素、人际关系和社会支持因素以及治疗系统因素。一般说来，这些因素的共同作用往往对患者接受治疗的意愿有负面影响。了解这些内在的和外在的障碍因素，可协助专家制订方案，以提高患者对诊疗的配合程度。

表 16.4　　影响患者治疗依从性的因素

患者因素	疾病及症状相关因素	人际关系及社会支持因素	治疗系统因素
动机	成瘾症状	负面社会支持	治疗同盟
信念	精神疾病症状	不稳定的生活状态	治疗伙伴的友谊
耻感	对某种物质的渴求或难以摆脱	贫穷	治疗伙伴的技能
期望值	社交焦虑	无家可归	对咨询员的要求
对治疗的满意度	既往疾病史及复发史		治疗伙伴的监督
人格	未能了解复发的早期症状		对治疗的了解
其他癖好（赌博、吸烟等）症状及问题的改善			治疗环境的特点
其他生活事件或问题			提供的治疗种类
			治疗的持续时间
			治疗的强度
			治疗方案的适合程度
			药物问题
			治疗费用
			无效治疗
			医疗的连续性
			能否获得其他服务

如何协助病人接受治疗

一旦病人不接受治疗，医生有几种方案可以提高病人遵守治疗建议的几率。表 16.5 总结了一些临床方案，表 16.6 总结了让患者坚持治疗并提高其参与程度的一些系统方案。

表 16.5　　提高依从性的临床方案

治疗关系
表达共情及关注
从态度和行为上传递帮助
鼓励关于咨询过程的讨论
鼓励关于患者和咨询师之间关系的讨论

续前表

动机
接受矛盾心理是常见的
接受并欣赏小的改变
接受愿意做出改变的不同准备程度
预见到不同治疗阶段的依从性差
关于早期治疗依从性的讨论
对于目前治疗依从性问题立即进行讨论
治疗准备
出院前即为患者提供治疗后的咨询
帮助患者预见到阻碍改变的障碍
寻找治疗的希望或期望值
治疗计划的建立
协商而不是命令
强调患者的责任
有规律地回顾治疗目标及步骤
讨论治疗的利弊
讨论自助组的利弊
讨论戒瘾的利弊
提供多种治疗的选择权
治疗过程及策略
提供有经验的支持和干预
根据需要改变治疗的频度和强度
直接提供反馈信息给患者
就患者对反馈信息的反应进行讨论
强化治疗依从性
强化戒瘾的依从性
区分社交焦虑是针对治疗组还是自助组
教育患者及其家庭
引导家庭的参与和支持
精神症状监测
监测精神病性症状
判断精神病性症状是持续性的还是一过性的
监测精神疾病复发的早期症状
物质使用障碍症状的监测
监测物质使用的康复事项
监测物质使用的渴求及想法
监测人、地点、事件，并关闭电话
关注患者的戒瘾动机
监测物质使用障碍复发的早期预警信号
药物治疗
讨论精神障碍及物质使用障碍的药物治疗
让患者做好服药的准备
监测患者服药的依从性

续前表

在没有与医疗人员讨论的情况下不可擅自停药，这一点需取得患者的同意
区分是药物的副作用还是药物暂未起效
减少无效药物的使用
减少扩大性治疗
准备好面对自助组成员关于药物治疗的负面反应
讨论酒精及药品对治疗精神疾病的药物的潜在影响

表 16.6　　提高患者依从性的临床策略

建立服从治疗的临床理念
鼓励治疗组成员在治疗动机及依从性方面的训练
提供简便的治疗方案
提供弹性的预约时间
保证治疗的持续性
打电话提醒患者开始阶段的评估会谈
给那些未出席早期的评估会谈的患者打电话
在规律的治疗疗程开始前给患者及其家属打电话
提醒患者记得已预约的会谈时间
使用创造性的方法来安排治疗时间表
使用书面治疗协议
帮助依从性低的患者
鼓励那些退出治疗的患者重新开始治疗
确定依从性低及提早退出治疗的原因
应用病例管理服务
帮助患者获得其他服务
联系患者以确保下一阶段的治疗安排
为患者实际问题提供帮助
建立诊所及治疗师准入制
依从性或完成性
进行常规病人和家属的满意度调查
不断提高医疗质量
对共病患者提供综合性的治疗

改编自 Daley，DC & Zuckoff，A. Improving Treatment Compliance：Counseling and Systems Strategies for Substance Abuse and Dual Disorders. Center City，MN：Hazelden，1999，p. 100。

患者家庭作业

✎ 完成精神症状自我评估表

第十七章
精神障碍共病的治疗

（对应工作手册第二十章）

介绍

对于临床医生来说，对物质使用障碍精神障碍共病的患者最有效的干预，是了解所有疾病的治疗为一连续谱，也就是综合的治疗方法。专家们也需要策略来提高患者治疗动机，从而提高患者对治疗的接受度及依从性。

这里有三种模式来理解以及治疗共病障碍：平行治疗，顺序治疗，整体治疗（Minkoff & Drade，1991）。

平行治疗模式指的是，病人同时接受针对精神障碍的治疗及针对物质滥用的成瘾药物治疗。但是这样两种疗法同时进行会降低患者的依从性，因为患者必须同时调整两种治疗理念，必须与多位专家保持联系，必须在不同的地点参加不同的服务。例如，对于精神卫生和成瘾药物治疗方案之间治疗理念和期望值的改变来说，这种治疗模式是不常用的。

顺序治疗模式指的是首先明确并稳定最急需解决的疾病，然后再治疗另一疾病。因为症状经常重叠，难以区分原发和继发疾病，所以这种治疗方法可能会使患者的特殊症状难以清晰识别。举例来说，一个共病抑郁的共病患者，首先接受了成瘾药物的治疗，抑郁症被视作继发疾病且不被重视，这样就导致患者过多地承受了来自抑郁的痛苦。

整体治疗模式被看做三种模式中最有效的。虽然三种治疗方案适用于不同的病人，但是有证据证明，相对于那些接受平行治疗或顺序治疗的患者来说，整体治疗有更好的依从性及更高的治愈率，这一点在长期或慢性患者身上更加明显。

治疗方法及模型

精神障碍，伴有或不伴有物质使用障碍，均有很多有效的治疗方法。个人的，团体的，家庭的以及躯体治疗（如药物治疗、电休克治疗）都是精神障碍的治疗方法。此外，还有精神病康复治疗和共病疾病康复治疗。

我们建议临床医生要熟悉一种治疗模型，并将其运用于治疗共病患者的日常工作中去。以下是适用于精神障碍或共病患者的治疗模型。

- 针对情感障碍、焦虑障碍、进食障碍及人格障碍的认知行为治疗，包括社会功能的恢复（Antony & Swinson，2000；Basco & Rush，1996；Beck，1976；Beck *et al.*，2004；Bellack *et al.*，2004；Foa，Keane & Friedman，2000；Stein，2004）。
- 针对边缘性人格障碍的辩证行为治疗（Koerner & Linehan，2000；Linehan，1993）。
- 共病障碍的治疗方法（CSAT，2005c；Daley & Moss，2002；Daley & Thase，2004；Drake & Mueser，2000；Mueser *et al.*，2003；Roberts，Shaner & Eckman，1999）。
- 家庭治疗和婚姻治疗（Miklowitz & Goldstein，1997；Mueser & Glynn，1999）。
- 针对情感障碍及其他精神障碍的人际关系心理疗法（Frank，2005；Weissman，Markowitz & Klerman，2000）。
- 针对精神分裂症的个体化治疗（Hogarty，2002）。

临床医生应该熟悉心理与药物的“联合”治疗，因为很多共病患者存在慢性且严重的精神障碍，需要药物的帮助。有大量文献显示，有很多精神障碍的病人，包括那些伴有物质使用障碍的共病患者，都需要这种联合治疗方案（Daley & Moss，2002；Hoffman & Tompson，2002；Sammons & Schmidt，2001）。

考虑到物质使用障碍患者中精神疾病有很高的患病率，因此针对共病患者，熟练掌握“整体”治疗模式非常重要。整体治疗最好由一个治疗组来进行，治疗组成员应熟练掌握共病障碍（或称双重障碍）的治疗程序，能够解决患者的两种疾病，从而避免患者在不同的治疗系统间跑来跑去。（提示：成瘾药物治疗与抗精神病药物治疗需要多次才能达到适合的疗效。）当这种治疗方案提供给慢性或持续性精神疾病的患者时，往往需要坚持较长的疗程（Drake *et al.*，1998）。

以下是一些评估及治疗共病障碍的具体的观点：

- 确定适合患者的医疗服务水平
- 提供面向康复的治疗方案
- 减少治疗启动的困难，提高治疗依从性
- 评估疾病对家庭的影响，并给予家庭帮助
- 降低精神疾病复发的风险
- 评估并降低自杀风险
- 评估并降低暴力倾向

确定合适的医疗服务水平

医疗服务水平从高到低是连续性，包括以下几种治疗方案及服务策略（Daley & Salloum，2001）。既关注物质滥用又关注精神疾病的治疗方案及服务策略是首选。

1. 精神病专科医院长程住院治疗。这一方案适用于那些持续的或是慢性的精神病患者。这些患者有着严重的精神病性症状，常因症状严重影响自己及他人，并表现出社会功能的减退及社交能力的损害。长程治疗关键在于消除症状，提高处理问题的能力，并帮助患者回归社会。住院的时间从数周到数月，甚至更长。近年来，长期住

院的患者有所减少，更多的患者只需经过短期住院治疗即可很好地回归社会。许多患者常合并有物质使用障碍，因此除了精神症状的治疗措施外，还需要针对物质使用障碍进行治疗护理。

2. 社区管理项目。一些慢性病程的患者，在医院外需要参加社区管理项目。很多社区管理可以当场处理一些精神症状，还有的社区，病人参加的是日间医疗项目。这样，病人可以在居住地获得精神卫生服务或共病障碍的治疗服务，从而更好地得到社会支持与管理。

3. 精神病急性期治疗。这种短期的治疗方案（数日至数周），目的在于建立诊断，稳定共病症状，并提出下一步治疗的建议。慢性患者在精神病性恶化时也会有急性发作，这种发作通常因再次使用成瘾物质而引起或加重。在急性治疗期可以采取的治疗方法有：个体治疗、家庭治疗、团体治疗及环境治疗；治疗后计划；药物治疗的评估及监测。病人通常会参加某个支持团体，如 AA 或 NA。此外，某些不能服药或药物治疗无效的病人，可以进行 ECT 治疗（Fink，1999）。

4. 23 小时床位。这种治疗系统允许治疗小组长时间地观察患者，并决定该患者是否需要住院，或者转为门诊治疗更好（如日间医疗或门诊诊治）。因为成瘾物质滥用的急性反应常影响精神病性症状和行为，23 小时床位治疗系统可以为临床医生提供时间，来评估并区分目前的症状到底是酗酒引起的，吸毒引起的，还是本身所存在的精神疾病。

5. 急诊治疗：日间医疗或日间方案。这一治疗方案适用于将可能要住院的患者“降级”变成已经出院的住院病人，也适用于那些症状及功能损害较严重的病人，这些病人需要结构化的和保持密切临床接触的治疗。急性期治疗持续数周，长程治疗则长达数月。而日间医疗方案包括参与各种不同的治疗组、个体治疗、家庭小组、药品管理和/或职业训练等。

6. 急诊治疗：门诊或病后护理项目。这一治疗项目适用于那些社会功能保持较好、不需要高级医疗服务的病人，同样也适用于慢性功能损害的患者出院后或日间医疗项目后的随访。集中门诊方案为一周数次治疗。而处于维持治疗期的症状稳定的患者则只需数月就诊一次。个体治疗、团体治疗、家庭小组以及药品管理都是出院及护理项目的组成部分。有些病人在门诊也可以接受 ECT 治疗。

7. 其他项目。一些住院病人或接受日间医疗的病人需要治疗。或者作为治疗的一部分，病人也可以参加“双重诊断”计划。慢性精神病患者也可以从以下治疗中获益，如集中病例管理、社会工作服务、职业评估及咨询、神经心理学评估、牧师服务、娱乐咨询及加入精神疾病自助计划。

提供面向康复的治疗方案

共病障碍的康复是一个长期的改变过程（Daley，Salloum & Thase，2003）。患者的康复任务及面对康复挑战的能力，以每个患者康复阶段为基础。临床医生的干预也要考虑到患者所处的阶段。例如，对于治疗动机不强的病人来说，最初的治疗工作的重点是提高患者参加治疗和康复的动机。或者治疗的重点是稳定患者最急需治疗的症状。对于康复期的病情稳定的患者，治疗的重点是降低复发或再燃的风险，或者是帮助患者重树人生目标，改善人际关系、学业、工作及心灵。表 17.1 列出了关于共病障碍康复的不同领域的观点：生理、心理、行为、认知、家庭、人际、社会以及个人成长史。每一个病人特有的治疗重点以他或她当前的症状及体征、改变的动机、内在心理素质或处理问题的能力以及社会支持为基础。虽然专业治疗能够减轻病人参加康复过程的难度，但是大量的工作是在治疗开始之前及常规治疗结束之后。参加精神病性障碍、物质使用障碍及共病障碍的支持小组，是帮助患者为其特定的目标继续努力的途径。

表 17.1　　共病障碍康复的不同领域的观点

躯体/生活方式	**行为/认知**
运动	承认患病
健康饮食	控制饮酒或嗑药的欲望
休息及放松	改变不健康的信念和想法
服药（如果需要）	减少抑郁想法
关注医学问题	增加愉悦的想法
学会规划时间	减少暴力念头
从事感兴趣的活动	控制暴力冲动
获得生活的平衡状态	增加改变的动机
心理及精神	改变自暴自弃的行为模式
控制情绪	**家庭/人际/社会**
管理负面情绪	明确对家庭及重要人际关系的影响
减少焦虑	要求家庭成员帮助治疗/康复
减少无聊及空虚	解决家庭/婚姻冲突
控制怒气/强烈的愤怒	向受到伤害的家庭成员及其他重要的人道歉
思考并处理“丧失”（悲痛）	管理高风险的人、地点及事件
个人成长/养育	参加不饮酒的活动或健康的休闲娱乐
关注心灵	解决人际交往的问题及冲突
进行冥想	抵制复饮及复吸的压力
建立所有疾病的预防复发计划	解决工作、学习、经济及法律问题
建立所有疾病的干预复发计划	学会面对及解决人际冲突
在可持续的基础上使用“康复”工具	学会寻求帮助和支持
	寻找并参加 AA 或 NA 组织

改编自 Daley，DC（2003）. *Coping with Dual Disorders*，2nd ed. Center City，MN：Hazelden，pp. 44-45。

降低治疗启动的困难，提高治疗依从性

有很多临床策略能够提高患者对治疗方案的依从性（Daley *et al*.，1998；Daley，Salloum & Thase，2000；Daley & Zuckoff，1999；Miller & Rollnick，2002），列举如下：

- 了解患者的治疗动机，接受患者对于改变的矛盾心理和所受阻力，与患者讨论其对于转诊问题的考虑及担心
- 提供转诊的原则，将治疗建议与患者目前的问题及担心联系起来
- 为转诊的患者提供治疗服务或方案的方向（如治疗的角

色介绍）

- 在转诊前进行治疗动机评估
- 在首次预约治疗前进行“提醒”服务（电话或信件）
- 与家庭成为同盟，以帮助患者开始治疗
- 对患者进行电话随访以明确患者的转诊是否完成；帮助那些不能坚持的病人重新回到治疗中来

近年来，动机策略已被用来提高患者的依从性，或者用来使患者从一种治疗向另一种治疗转移（如从住院治疗转为门诊随诊）。这一策略已经成功应用于不同的精神障碍与物质使用障碍的共病。即使是一个简单的动机评估，也对提高治疗依从性有积极的影响。

家庭问题

精神病，物质滥用，或者两者共病都会对家庭造成影响（Daley & Miller，2001；Daley & Moss，2002；Daley & Sinberg-Spear，2003；Miklowitz & Goldstein，1997；Mueser & Glynn，1999）。当面对病人，尤其是那些治疗动机不强，判断力差，或者有暴力、自杀、杀人、酗酒倾向的，或者有怪异、不可预测的行为，社会功能严重受损的病人时，无论是整个家庭还是家庭中的某个人，都会受到不利的影响。家庭成员的各个功能领域——躯体、情感、社会、人际交往、职业、心灵或经济——都会受到影响。这一家庭负担是如此之重，以至于有些家庭成员自己也因此而罹患精神疾病，如抑郁症，焦虑症，或者物质滥用。

对家庭开展评估及治疗对患者及其家庭都有利。家庭能够提供重要的评估信息，能够促使患者坚持治疗计划，能够在患者的康复过程中提供支持。家庭也能够得到疾病的相关教育，学会该做什么不该做什么，家庭成员能够学会如何处理自己的情绪反应（如焦虑、担心、害怕、生气等）。面向家庭的心理教育讲座，多种形式的家庭及婚姻治疗，无论对家庭还是患者都有好处。

疾病的复发及再燃

所有的精神障碍或物质使用障碍患者在康复期或社会功能显著恢复期后，都面临着复发或再燃的风险（Daley，2003b；Daley & Marlatt，2005；Marlatt & Donovan，2005）。通过帮助患者学会如何识别和管理明显的和细微的复发迹象，学会如何识别和管理促使复发几率升高的高危因素，从而使患者预知复发的可能并做好准备，这是物质使用障碍和/或精神障碍治疗的重点。患者也被告知在复发的早期应该如何干预，可以将复发的危险减至最小，并稳定症状。随着时间的发展，慢性及持续性疾病形式，通常会出现多次复杂的发作。

促进参与互助组织

对于很多物质使用障碍患者、精神障碍患者及共病患者来说，互助组织是一种很有帮助的康复资源。这些组织包括：(a) 针对物质使用障碍的互助组，如 AA、NA、理性康复组织、SMART 康复组织、女性戒酒组织等；(b) 针对精神障碍问题的组织，如康复公司、匿名情绪健康（EHA）组织或 EA 组织，还有专门针对某种特殊的精神疾病如情感障碍或精神分裂症的互助项目；(c) 针对精神障碍及物质使用障碍共病的病人，有双重康复组织、双倍困境组织，或特殊团体如 AA 或 NA。互助项目帮助患者学习有价值的信息，采纳积极的康复态度，习得解决问题的能力；同时也是患者的“良师益友”，帮助患者使用互助组这一特定的“工具”。因为医疗管理对治疗的次数有限制，互助组对于精神障碍及物质使用障碍共病患者的康复就显得更加重要。

临床医生可以通过以下方法来促进互助方案的实施：

- 向患者介绍某个互助方案的目标及结构，并鼓励她或他参与进去。在这个过程中，提供相关资料小册子、知情同意书以及会议列表，是很有帮助的
- 了解并讨论患者针对互助组出现的阻抗、疑问和关心事项

- 帮助患者纠正关于互助组的错误概念（如有的患者认为，互助组就是站在一群人中向大家讲自己的人生故事；还有的患者认为，所谓互助组是由一些宗教狂热分子组织的）
- 帮助患者战胜参与互助组的阻力及社交焦虑。我们的研究显示，大约有三分之一的患者有很高的社交焦虑水平，这会导致其回避各种团体活动
- 讨论互助组可能帮助患者康复的潜在方法
- 向患者提供关于某类互助组或某种特定聚会的具体建议
- 与患者协商并使其同意参加一定次数的聚会，而不是在参加前即断定互助组没有用
- 联系那些愿意帮助新人尽快适应的互助组成员，很多患者在有人陪伴时，会更愿意参加互助项目
- 与患者分享并讨论聚会后积极的或消极的体验

自杀

有些精神病性障碍、物质使用障碍或两者共病的患者，自杀风险很高（Bonger，2002；Bonger *et al*.，1998；Cornelius *et al*.，1996；Shea，1999）。自杀率最高的三种疾病为情感障碍、精神分裂症及酒精成瘾。情感障碍及酒精成瘾是自杀死亡的主要原因，这两种疾病患者自杀死亡率明显高于一般人群。若伴有物质使用障碍，自杀的风险更大。如果患者选择枪等暴力手段自杀，则死亡率更高。以下是与自杀有关的常见危险因素：

- 抑郁，感到没有希望
- 近期大量饮酒
- 自杀观念或姿态
- 既往或多次自杀未遂
- 家族自杀史
- 缺乏社会支持
- 失业
- 独居
- 存在严重的或慢性的躯体疾病

- 应对能力差

自杀行为是导致精神病人住院的主要原因。那些有自杀意念或计划的患者因无法保证其自身安全，而必须住院，直到这种意念或计划消失不再出现。有几种方法可以降低患者将自杀意念付诸行动的可能性，如争取家庭支持，通过增加电话联系或治疗访谈次数帮助患者度过自杀危机，鼓励患者戒酒戒毒，使用药物治疗抑郁或其他导致自杀的精神症状，订立反自杀合同等。

暴力

有些精神病性障碍、物质使用障碍或两者共病的患者，暴力也是一个严重问题（Salloum，Daley & Thase，2000；Stoff，Breiling & Maser，1997；Swartz *et al.*，1998）。暴力倾向有多种表现，包括虐待儿童、虐待配偶、虐待老人、性虐待、性侵犯以及杀人。通常，患者的暴力表现是多方面的。容易出现暴力的精神疾病有：

- 精神分裂症，偏执型
- 双相情感障碍
- 重性抑郁
- 周期性精神病
- 创伤后应激障碍
- B组人格障碍，尤其是反社会型、边缘型及自恋型人格障碍
- 物质滥用，尤其是酒精成瘾、兴奋剂依赖、致幻剂、苯环己哌啶（即“天使粉”，一种麻醉药和致幻剂）、吸入剂及其他镇静剂
- 品行障碍或注意缺陷障碍
- 谵妄、痴呆、精神发育迟滞、癫痫所致精神障碍

治疗可以帮助病人改变信念，控制暴力冲动，并学会管理情绪，不再对他人使用暴力。例如，虐待配偶的男性，常认为自己是有理由的，或认为自己很委屈，或认为配偶活该应受，

这些观念必须转变才能彻底控制其暴力行为。这些男性通常需要别人帮助他们识别其自身爆发的诱发因素，控制负面情绪，学习认知和行为技术来管理情绪以及协商解决人际冲突。当暴力行为很严重时，SSRIs 类抗抑郁药、情感稳定剂、抗精神病药、抗焦虑药等药物治疗也是治疗的一部分（Karper & Krystal，1997）。

HIV/艾滋病及丙肝

近十年来突飞猛进的医学进展，已经将 HIV 病毒感染从一个短期内致死性的可怕疾病，转变为与糖尿病和充血性心衰一样可治疗的慢性疾患。然而，经验告诉我们，无论是 HIV 感染，还是针对感染的治疗，都会对病人神经系统或精神状态造成影响。艾滋病成功治疗的主要障碍，就是精神障碍与物质使用障碍。它们使病人一开始即面临 HIV 感染的风险，随后因无保护的性行为及共用针管或其他用具而促进感染的扩散，最后还有可能降低抗逆转录病毒药物治疗的依从性。HIV 病毒感染并发物质使用障碍和精神障碍作为一种临床现象，已经为内科学及精神病学制造了独特的挑战。吸毒，HIV 或其他病毒的感染，躯体疾病，精神障碍，抗逆转录病毒药物治疗的副反应，这些临床现象的症状及体征常互相叠加在一起，使早期识别、监督及治疗变得复杂化。合并有精神疾病（如重性抑郁和焦虑障碍）的 HIV 感染者，通常比一般的艾滋患者需要花费更多的时间、努力和支持。抑郁症是 HIV 阳性患者中最常见的精神障碍（Lyketsos *et al.*，1996）。这就强调了干预的必要性，因为及时干预可以减轻抑郁，并影响艾滋病的进程。临床医生必须了解将精神障碍、物质滥用及 HIV 感染三种疾病的治疗方案相结合的重要性（Douaihy *et al.*，2003）。综合性治疗可以提高治愈率，改善生活质量。

曾有严重精神疾病史的患者有 20%的风险感染丙型肝炎病毒（HCV；Rosenberg *et al.*，2001）。静脉吸毒者丙肝感染率更高，其人数在丙肝新患者中增长最快。伴有肝脏疾病的酗酒者与无肝脏疾病的酗酒者比较，丙肝的感染率更高（Coelho-Little *et al*., 1995)。很多艾滋患者同时患有乙肝及丙肝。临床医生已经强烈关注到丙型肝炎病毒检测的重要性，尤其是静脉吸毒者，严重精神疾病患者，酗酒者，拥有多个性伴侣的病人。

易疲劳是慢性丙肝患者最常见的症状（Crone *et al*., 2004)。抑郁和睡眠问题也有过报道。丙肝是可治的。早期治疗可以保护肝脏或减慢肝脏损害。α-干扰素及利巴韦林均可用于治疗。这些药物治疗的副作用包括严重抑郁、自杀倾向、睡眠问题及疲劳感。合并有精神疾病及物质使用障碍的丙肝患者可以从针对丙肝的治疗中获益。稳定患者的精神症状，坚持戒除药品，完善对患者的治疗承诺，将使他们成为合作的病人。临床医生应该建议患者接受相关感染科医生提供的针对丙肝的治疗。一旦病人接受了治疗，医生就能更好地近距离监督他们的精神症状是否恶化及自杀风险的大小。

第五篇

预防复发及进度管理

5

第十八章 降低复发风险

（对应工作手册第十六章）

需要的资料

- 复发警告信号工作表
- 高危状况工作表

目标

- 向患者介绍物质使用障碍康复过程中的再燃和复发的概念
- 帮助患者了解通常出现在复发之前的警告信号，并学会处理它们的策略
- 帮助患者识别潜在的高风险状况，并学会处理它们的策略

介绍

有些试图改变吸烟、饮酒及吸毒行为的病人会面对再燃或复发的可能性（Carrol，1996；Daley & Marlatt，2005；Marlatt & Donovan，2005）。再燃指的是在某物质戒断一段时间后第一次再使用该物质。它可以是有限的物质使用（如一点酒，一支

烟，一点大麻)，也可以是过量使用（如确实达到醉酒或快感程度)。患者可以很快终止这种再燃，但再燃也可以导致复发或持续的使用成瘾物质。再燃能否导致复发的关键是病人是如何解释及看待这些再燃的。举例来说，如果一个戒酒数月的病人某次不慎饮酒后，感到内疚和沮丧，他会对自己说，“我是个失败者”或“我不能停止饮酒”，他很可能继续滥用酒精。而如果一个病人告诉自己，“我犯了个小错，在情况变得更糟之前赶快停止它吧”，他的再燃变为复发的可能性就很小。在后一个例子中，再燃变成了后再燃，在这里患者使用的是积极的策略，并从过错中学会了一些东西能够更好地帮助自己继续康复。

康复期的头 3 个月再燃或复发的风险最高，在这期间，三名患者中约有两人会出现复发。通常情况下（虽然并不全是)，重新使用成瘾物质的决定像其他决定一样，也需要几个小时，几天，甚至更长的时间才会做出。例如，很多病人认为他们的复发是逐步累计的结果，而且复发警告信号的确出现在物质滥用之前。

动力不足及极少参加治疗互助计划会增加复发的风险，甚至对一个已经完成了康复计划的人也是如此。其他引起复发的原因包括精神疾病或处理复发压力的能力缺乏。帮助病人坚持治疗，辨别早期的复发警告信号，识别高风险状况，是治疗师帮助病人降低复发可能性的几种方法。

主要观点及争论焦点

以下是主要观点及争论焦点。

1. 治疗师与患者讨论再燃与复发的区别，并告知患者他对再燃的最初反应决定了这次再燃是否会导致复发。患者对于复发的信念是什么？很多患者坚信自己是无懈可击的，坚信复发不可能发生在自己身上，或者坚信自己不需要在长期的康复治疗中对自身或生活状态做出改变。
2. 治疗师探讨辨识复发警告信号的重要性。患者越早发现潜在的或实际存在的警告信号，他或她就越有能力采取行动防止复发。患者在发现警告信号之前应该制订一个计划。

3. 教育患者识别明显的、细微的及个体化的复发警告信号。个体化的复发警告信号指的是每个患者在康复过程中所独有的。如果一个病人既往有复发的经历，那么这种经历可以帮助他或她探究其中细节，并辨识明显的及细微的警告信号。如果是一个首次康复的病人，那么应该回顾引起物质滥用复发的常见的警告信号：(a) 在未获得治疗师同意的情况下即随意停止或缩短治疗疗程；(b) 过于忙碌以至于忘记或不重视治疗相关活动；(c) 在与熟知其治疗计划的人讨论之前，即轻易做出停止或减少参加互助计划的决定；(d) 体会到强烈的使用物质的渴望或想法，并且任由其滋长；(e) 停止或减少具体的康复行为（如不能完成每日记录，不参加减轻压力活动，不参加令人愉悦的聚会)；(f) 使自己处于容易复发的环境中。
4. 患者完成复发警告信号工作表（图 18.1)。在这张表中，患者列出潜在的警告信号，并与治疗师讨论，找到解决它们的策略。
5. 治疗师强调预见并计划好处理高风险环境的重要性，这也是更好的康复方法之一。高风险环境即患者曾经吸烟、饮酒或吸毒的处所，以及增加其物质滥用可能性的地方。
6. 告知患者高危状况的种类，并与他或她的个人水平联系起来，从而使其能够辨识个体化的高危状况。最常见的高危状况包括：(a) 负性的或不好的情绪状态；(b) 使用物质的压力；(c) 人际冲突；(d) 使用物质的内在想法及“考验”自己的渴望；(e) 饮酒、吸烟或吸毒的强烈渴望（Marlatt & Donovan，2005)。患者的处理能力并不是高风险因素，但是这种能力常常决定了康复期后是否会复发。
7. 患者完成高危状况工作表（图 18.2)。完成这个工作表使患者能够识别高风险的状况，并有能力分析这些状况是否存在具体缺陷。例如，一名患者发现人际冲突使其复发风险增加，而且自己与他人协商解决分歧的能力很差，那么这一缺陷的存在增加了他或她复发的可能，同时这也是治疗的目标。

复发警告信号量表

指导语：左边一栏列出有潜在警告信号作用的态度、观念及行为。右边一栏，写下针对每一项的处理策略。

复发警示征兆	处理策略
开始怀念吸毒后很兴奋的感觉。	提醒自己就是因为得到快感的嗑药行为使女朋友离开。快感也使我的生活陷入麻烦之中。找些事让自己忙碌起来以限制自己空余时间。参加学习游泳，规律地打篮球。
想放弃 NA 的聚会。	用其他的 NA 组织及发起人来替代。考虑放弃聚会的真正原因。提醒自己聚会的好处，回顾踪迹列表中无毒瘾的时间，并思考聚会是如何与戒毒联系起来的。
关注新认识的女性而不是 NA 的治疗步骤。	避免在聚会后与任何一个新认识的女性约会。不向女性要她们的电话号码，同时也不把自己的给她们。做一次深刻的检查并问自己这样做的目的是什么。
开始忘记在每天结束后进行每日回顾。	弄清楚为什么自己会偷懒，在我非常疲劳或上床睡觉之前完成每日回顾，因为我常将此作为偷懒的借口。在浴室的镜子上贴上提醒便签，敦促自己拿出 10 分钟来完成一天的回顾。

图 18.1　一份完成的复发警告信号量表

8. 治疗师使用工作表获取的信息来帮助患者制定管理他或她高危状况的策略。关键在于帮助患者培养处理这些问题的具体能力。例如，如果一个患者认为“愤怒感”是康复的最主要威胁，因为她通常的特征性的处理方法是通过内化来压制怒火，那么需要治疗师帮助她学习如何在有人际矛盾时正确地、适当地表达愤怒。同时该患者也需要改变她对于愤怒的看法，从而使新的行为技能的学习更加顺利。
9. 每天记录是帮助患者持续监督高危状况的一个方法。治疗师需要鼓励患者在每天上床睡觉前花费几分钟的时间记录下目前的高危状况，并制定处理它们的方案。比如，一个正在戒酒的病人，预定于假期中进行一个家庭

高危状况工作表

指导语：在下表中列出三种高危状况，针对每一种状况，列出积极的解决策略。

高危状况 1	解决策略
工作太忙筋疲力尽。	限制长工作日每周不超过两天，每周至少一天休息。每一周都做些有趣的事。每天都给自己一点空闲的时间做自己想做的事，或者什么都不做。告诉自己不需要通过拼命工作来证实自己的价值。

高危状况 2	解决策略
我的男友酒量很大，他喜欢带我去酒吧或俱乐部，我们似乎已为此争吵很多次。	重新评估我们的关系，因为他并不支持我的治疗。尝试弄明白就算我想努力保持清醒，他也想让我去那些地方的原因。同时，不去酒吧或俱乐部，并建议其他的社会活动。弄明白我们为什么总是互相揪住对方的弱点争吵、喊叫。停止对他的批评，因为这会促使他离开。

高危状况 3	解决策略
感到我的未来没有希望。	记住自从我戒酒以来情况已经好转了。一次只关注一个问题。记住我的感觉只有我有最大的发言权，记住我能够采取积极的步骤去改变。

图 18.2　一份完成的高危状况工作表

拜访，而这个即将拜访的家庭是一个高风险的环境。那么在出发之前，他就应该准备好处理可能面对的各种压力。一份“复发路线图”可以帮助他事先规划处理策略，从而更好地应付这一处境。等到患者真的回到家中后，再计划防止复发，可能就太迟了。

10. 书面日记是患者管理和反映康复问题及体验的另一方法。患者使用日记有多种方案。其中一个是让患者购买一本笔记本（或使用电脑）来有规律地记录康复过程。患者可以自行选择在日记上记什么（如一天的反思），或者医生可以布置日记任务（如对愤怒、宽恕或改过自新的反思）。另一个方案就是使用结构化的书面指南如《戒酒手册：第一年的康复计划》（Daley，2005），这一手册提供了康复早期易于操作的清单。一份结构性的电子手册是帮助患者管理及反映康复过程的另一方法（www. stayingsober. lifejournal. com）。

患者家庭作业

✎ 完成复发警告信号工作表

✎ 完成高危状况工作表

第十九章
复发的管理

（对应工作手册第十七章）

需要的资料

- 再燃与复发工作表
- 复发链工作表

目的

- 帮助患者确定策略以防止一次再燃或复发
- 帮助他或她认识自身对于再燃的情感及认知反应，以及这些反应是如何引起复发的
- 完成一份复发链工作表，这份工作表是对导致患者再燃或复发的情况的回顾，包括患者的想法、情绪、当时的环境、发生的事及做出的决定等，这样才能帮助患者吸取教训

介绍

尽管患者努力想完全戒除成瘾，但他们仍需准备好面对各种挫折，因为很多尝试戒烟、戒酒、戒毒的患者会在戒断的过程中复发。了解如何中止一次再燃或复发，可以帮助患者将复

发相关的损害降至最低。

再燃或复发也可以看做是一次从失败中学习的机会。患者可以沿原路返回，改变他们的康复计划，并重新学习相关的新技能。如前所述，一名患者的再燃是否发展为复发，该患者对于最初再燃的反应在其中起了重要的作用。如果有一次失控，患者即苛刻地认为自己是个失败的人或者陷入强烈的沮丧中，这就是复发的危险信号。除了对自己失望，患者还会体会到罪恶感及羞耻感，并认为已经令家人、治疗伙伴甚至是医生对自己失望。

主要观点及争论焦点

以下为主要观点及争论的焦点。

1. 治疗师与患者共同讨论防止一次再燃或复发的重要性，从而将再燃或复发对患者自身及家庭的不良影响降至最小。虽然不总是这样，但通常情况下，早点控制状况可以减轻损害。例如，内科医生，医疗保健专家，或运动员都需接受雇主单位及某个州立管理机构管理，不管检测出的药物剂量有多少，都需承担阳性药检结果所带来的后果。
2. 治疗师帮助患者尽可能早地掌握防止复发的策略。具体的策略方法需要预先演练，这样患者在使用这些技能的时候才能更加自信。例如，一位患者认为阻止失控或复发的有效方法是与互助组伙伴或医生交流商谈。然而，他（她）却并不知道该如何提出自己的观点，或该说些什么，此时最需要的可能就是指导他（她）如何暴露自己的感觉和体验。当治疗师刚开始引导患者接受治疗时，需要强调治疗期间任何一次使用物质都应诚实地自我暴露。如果患者不肯暴露自己的失控或复发，则治疗师将处于不利地位。如果患者能够坦诚地描述自己的挣扎及疑问，包括自己使用物质的情况，则治疗会有效得多。
3. 如果这是患者的第一个康复期，治疗师应该要求患者想象一次失控，并描述自己的反应。是什么可能导致这次失控？最初使用物质后患者有什么感觉？他会有什么想法？以后会发生什么？患者能做什么以阻止这次失控发展为复发？

4. 如果患者之前曾经经历过失控或复发，完成失控及复发工作表（图 19.1）。这份工作表能够帮助患者识别引起失控的主要原因，如想法、感觉、环境、事件等触发因素。有过多次复发史的患者，需针对最近的几次复发分别完成此工作表。就患者失控或复发的警告信号来说，是否有多种形式？这些征兆发生在何时何地？持续多长时间？他们对患者生活的影响有多大？
5. 治疗师在回顾复发时，应该把它看做一个过程，并标明这次物质使用复发链上的最后一环。前面的几个步骤相当于具体的复发警告信号或结果，它们将使患者远离康复，趋向复发。
6. 曾经有过一次复发的病人完成复发链工作表（图 19.2）。这份工作表除了能够帮助患者识别出上次复发之前的警告信号，还能帮助患者计算出最早出现警告信号与最终使用成瘾物质之间具体有多长时间。在很多案例中，这一过程很快；而另一些案例则相反，警告信号出现在使用成瘾物质前的数周或数月。
7. 治疗师与患者讨论一次失控或复发所带来的实际的或潜在的影响。如果患者曾经有过失控或复发，他/她就能描述失控或复发对他/她生活及重要社会关系的影响。它们从轻度到重度各不相同。例如，我们曾经见过很多患者，他们的复饮（酒精）或复吸（药品）导致他们失去亲情，失去工作，失去住房，甚至患上精神疾病。
8. 因为物质滥用对家庭成员及其他重要人员的负面影响并不少见，所以需要与患者讨论他或她对其他人的反应有何感受。如果尚无失控或复发的患者，他或她可以考虑这一行为对家庭及其他人可能存在的影响。不幸的是，很多患者因为一次失控或复发而付出了沉重的代价。例如，一名患者戒毒一段时间后的一次复吸，就可能导致婚姻关系的结束。

患者的家庭作业

✎ 完成再燃与复发工作表

✎ 完成复发链工作表

再燃与复发工作表

指导语：回答下列问题，从而帮助你明确是何原因导致戒断一段时间后的再次饮酒、吸烟或吸毒。

1. 描述你戒断后再次饮酒、吸烟或吸毒的原因。

我再次吸烟了，因为我想要一个其实很坏的家伙帮忙，那天的工作太难了。

2. 描述那些触动你饮酒、吸烟或吸毒渴望的内在想法或感觉。

我感到焦虑和紧张，我觉得在如此一个繁重的工作日之后，需要什么东西来给自己放松一下，或者能使我镇定下来。

3. 描述那些触动你饮酒、吸烟或吸毒渴望的任何外在环境。

我的丈夫为了家庭预算的问题与我争吵，他认为家里那么多欠费账单都是我的预算错误造成的。这使我非常恼火。

4. 描述有可能导致再燃或复发的你做出的第一个决定。

虽然我知道会引起争吵，而且实际上并没有解决，但是我仍然决定瞒着我的先生将账单藏起来几天。

图 19.1　一份完成的再燃与复发工作表

再燃与复发工作表

指导语：回答下列问题，从而帮助你明确是何原因导致戒断一段时间后的首次饮酒、吸烟或吸毒。

1. 描述你戒断后再次饮酒、吸烟或吸毒的原因。

那天我与一个喜欢的人约会，在晚餐上他推荐了某种葡萄酒。我不想因为告诉他我正在尝试戒酒而扫了他的兴。

2. 描述那些触动你饮酒、吸烟或吸毒渴望的内在想法或感觉。

我觉得和他在一起很快乐，我不想让他失望，因为看起来他对葡萄酒了解非常多。我想如果晚餐上不喝一两杯，一定显得很傻。

3. 描述那些触动你饮酒、吸烟或吸毒渴望的任何外在环境。

我渴望更多地了解这个男人，我想几杯酒能让双方敞开胸怀。

4. 描述有可能导致失控或复发的第一个决策。

虽然我很明确地知道这个男人是个酒徒，我仍然决定赴他的约会。

图 19.1 一份完成的再燃与复发工作表（续）

再燃与复发工作表

指导语：回答下列问题，从而帮助你明确是何原因导致戒断一段时间后的首次饮酒、吸烟或吸毒。

1. 描述你戒断后再次饮酒、吸烟或吸毒的原因。

我感到和我那些酗酒或吸毒的朋友相处压力很大，我想成为他们的一员，我不想因为只有我没有兴奋而那么显眼。

2. 描述那些触动你饮酒、吸烟或吸毒渴望的内在想法或感觉。

我感到很糟糕，加上光是看这些家伙很兴奋，我更感到无聊。于是我想，见鬼去吧，我又不吸毒，只是喝一点啤酒，这样我会显得很酷。

3. 描述那些触动你饮酒、吸烟或吸毒渴望的任何外在环境。

从我喝一点啤酒到吸食可卡因没隔多久。光是啤酒的兴奋程度远远不够，我不得不依靠可卡因。很快，我又经常吸毒了。

4. 描述有可能导致失控或复发的第一个决策。

我决定不用沾药品也可以和那些家伙待在一起。我认为只要管好我自己就行了。

图 19.1 一份完成的再燃与复发工作表（续）

复发链工作表

指导语：复发链上的最后一环代表你的饮酒、吸烟或吸毒行为。之前的每一环节都代表一个具体的复发警告信号。写下你所能回忆起来的所有警告信号，并计算从第一次信号出现直到物质滥用行为出现所经历的时间。同时，写下再次出现物质滥用后，你自己及你的家庭成员（或你生活中其他重要人物）的情感反应。

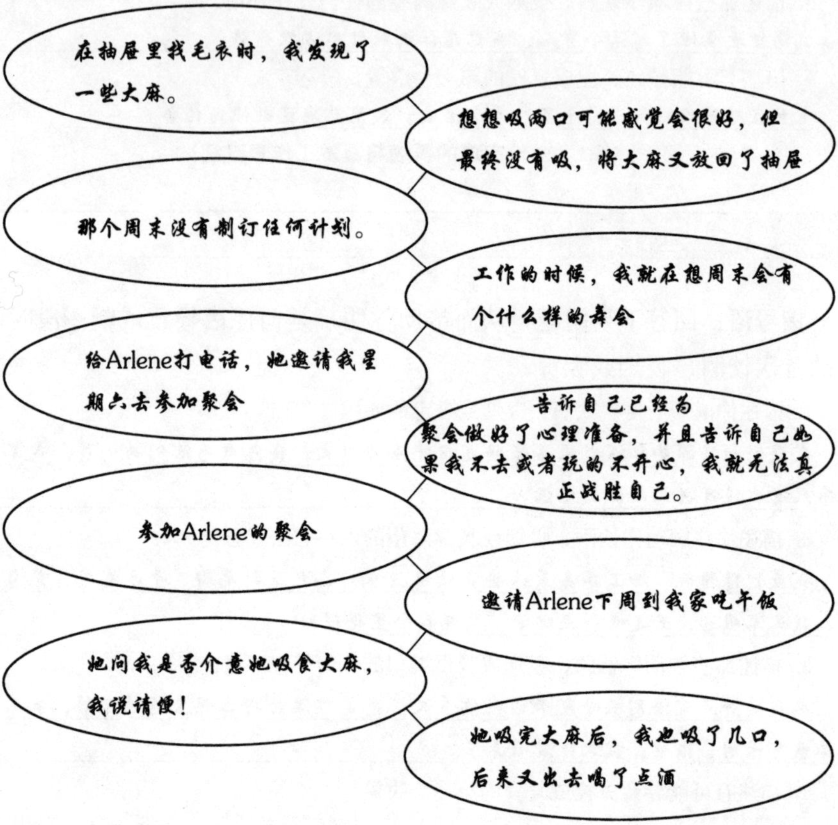
在抽屉里找毛衣时，我发现了一些大麻。
想想吸两口可能感觉会很好，但最终没有吸，将大麻又放回了抽屉
那个周末没有制订任何计划。
工作的时候，我就在想周末会有个什么样的舞会
给Arlene打电话，她邀请我星期六去参加聚会
告诉自己已经为聚会做好了心理准备，并且告诉自己如果我不去或者玩的不开心，我就无法真正战胜自己。
参加Arlene的聚会
邀请Arlene下周到我家吃午饭
她问我是否介意她吸食大麻，我说请便！
她吸完大麻后，我也吸了几口，后来又出去喝了点酒

最早的警告信号与最终使用物质之间的具体时间：3周。

再次使用物质的情感反应：一开始很激动，很快就感到自己好像犯了罪，很羞耻。

我的家庭成员及重要人物的情感反应：苦恼、失望和生气。

图 19.2　一份完成的复发链工作表

第二十章 平衡生活的策略

（对应工作手册第十八章）

需要的材料

- 跷跷板（teeter-torter）平衡测试
- 生活状态平衡工作表
- 娱乐活动表

目标

- 帮助患者评价生活中最重要的几个方面，以发现哪一个生活领域失去平衡，并学会恢复它的平衡状态。
- 帮助患者学会如何使用日记来找出那些导致生活失衡的关键问题
- 帮助患者学会如何在日常生活中进行固定的娱乐活动

介绍

使生活恢复平衡有助于保护患者不再复发。如果一位患者越是感到生活是稳定的，是令人满足的，那么他就越少可能利用物质来获得良好的感觉及激情，越少可能利用物质来逃避或解决问题。平衡指的是患者在履行他/她的责任和满足他/她的需要之间维持稳定的能力。健康的生活模式即有能力保持生活各不同领域的适度的平衡，如身体、情感、智力、创造力、家庭、人际关系、精神、工作、学业以及经济状况等。生活的平衡状态也能促进个人成长及获取快乐。

因为人的一生中充满了责任和义务的矛盾，因此生活中的某些方面总会时不时地出现一些不平衡。重要的是当失衡状态不可避免或必然出现时，患者需要能够与之共存，并努力变失衡为平衡。

主要观点及讨论重点

以下为主要观点及讨论的重点。

1. 治疗师从两个方面与患者共同讨论平衡生活的概念：(a) 责任与需求间相互平衡的必要性；(b) 生活主要方面（如工作、家庭、人际关系等）平衡及满足的必要性。
2. 患者完成跷跷板平衡测试（图 20.1）。这个测试全面地回顾了患者的责任和义务。

跷跷板平衡测试

愿望列表	义务列表
工作中有愉快的休息	回去工作
为自己买一些感兴趣的东西	支付账单
做完家务后可以去看场电影	必须做家务
计划一次度假	照顾家人

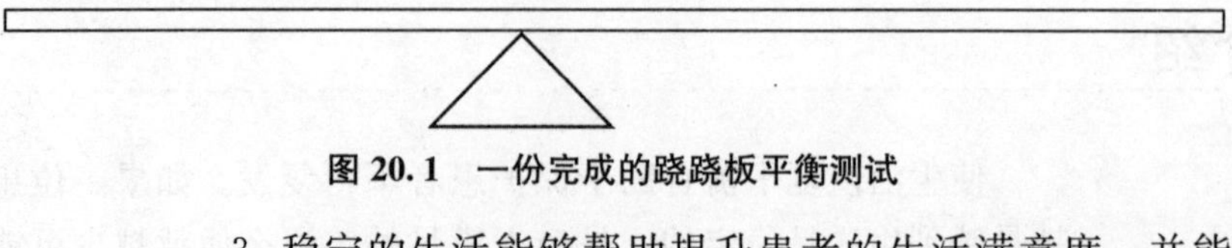

图 20.1　一份完成的跷跷板平衡测试

3. 稳定的生活能够帮助提升患者的生活满意度，并能降低复发的风险。如果失衡得太严重，并且患者感到已经承担太多的责任，那么逃避的欲望或者通过使用物质来体验快乐的欲望就会增加。患者应该审视生活中的各个领域，并判断是哪些领域出现了失衡状态而必须给予关注。一旦明确下来，就可以开始着手进行改变。

4. 患者完成生活状态平衡工作表（图 20.2）。这张工作表提出了很多问题，这些问题覆盖以下九种不同的生活领域：躯体健康、精神或情感、智力、创造力/艺术表现力、家庭、人际关系、心灵、工作或学业以及经济状况。患者依次回答提问，就能够判断到底哪几个领域出现失衡而且必须努力纠正。

生活状态平衡工作表

指导语：回答下述问题以判断你的生活是否平衡。根据你的答案，确定两个你希望改变的失衡领域，并为其列出计划表以做出改变。

1. 躯体健康

你的身体健康吗？	√ 是	___ 否
你定期锻炼身体吗？	___ 是	√ 否
你的饮食结构健康吗？	√ 是	___ 否
你在意你的外表吗？	√ 是	___ 否
你有足够的休息和睡眠吗？	√ 是	___ 否
你定期做身体及牙科检查吗？	√ 是	___ 否
当你面对使用物质的渴望时，你有好的处理策略吗？	√ 是	___ 否

2. 精神/情感

你承受了极大的压力吗？	___ 是	√ 否
你是否担心得太多了？	___ 是	√ 否
你有办法来减轻精神压力吗？	√ 是	___ 否
你能向其他人表达自己的情绪吗？	___ 是	√ 否
你正因为严重的抑郁或焦虑而承受着痛苦吗？	___ 是	√ 否

3. 智力

你能够满足你的智力需要吗？	√ 是	___ 否
你有足够的兴趣来满足你的好奇心吗？	√ 是	___ 否

4. 创造力/艺术表现力

你定期参加创造性的或艺术性活动吗？ ______是 __√__否

你认为你的才智和能力还没有被完全利用起来吗？ __√__是 ______否

5. 家庭

你大体上满意你的家庭关系吗？ __√__是 ______否

你和你的家人（尤其是你的孩子）在一起的时间足够长吗？ ______是 __√__否

你能够依赖你的家庭并获得帮助和支持吗？ __√__是 ______否

6. 人际关系

你对你人际关系的质量和数量总的来说满意吗？ __√__是 ______否

你有能够依靠并给予你帮助和支持的朋友吗？ __√__是 ______否

你能向其他人表达自己的想法、需求及情感吗？ __√__是 ______否

你有一些存在严重问题的亲戚或朋友关系吗？ ______是 __√__否

7. 心灵

你的生命中有足够的爱吗？ __√__是 ______否

你足够重视你的“内在”精神生活吗？ __√__是 ______否

你的内心是平和的吗？ ______是 __√__否

8. 工作或学业

对你的工作或学习状况总的来说满意吗？ ______是 __√__否

你是否花费了太多的时间和精力去工作？ __√__是 ______否

你在工作上花费时间和精力是否太少？ ______是 __√__否

9. 经济状况

你是否有足够的收入来满足你的日常花销？ __√__是 ______否

你有严重的经济问题吗（如太多的债务，没有存款等）？ ______是 __√__否

你能有预见性地进行财务管理吗？ __√__是 ______否

金钱在你的生活中扮演的角色是否过重？ ______是 __√__否

失衡领域：

我没有足够的时间与家人在一起。

我的改变计划：

每周至少3天与家人一起共进晚餐。

每周至少计划一次家庭活动。

每月至少与妻子过一次二人世界。

每周与每个孩子分别独处一小时。

计划一次全家的周末旅行。

失衡领域：

在工作上我花费了太多的时间。

我的改变计划：

每周最多加班2天。

仔细记录每天的工作时间。

将工作分配给下属去做。

限制周末在家的工作时间，只允许周六抽出一部分时间来工作。

重新开始每周规律地打网球，并且避免用工作太忙作为不锻炼的借口。

图 20.2 一份完成的生活状态平衡工作表

5. 因为生活的需求或特殊的环境，有时候失衡是难以避免的。例如，一名全职工作的患者同时还要上学读书，那么他/她必须为学业投入大量的时间才能完成目标。这就意味着他/她需要暂停或减少关注其他生活领域（如社交、创造和艺术等）的时间。例如，一个新妈妈常因为抚养孩子的需要而没有时间继续自己的个人兴趣和生活。患者需要做到的就是，不要忽视那些对自身健康很重要的生活领域。
6. 治疗师帮助患者将生活中各失衡领域按先后顺序排列，然后共同合作制定策略来依次改善这些方面。
7. 利用日记回顾，可以帮助患者在生活失去平衡之前就抓住问题所在（见自助手册第十八章）。日记可以帮助患者在日常的基础上监督治疗进展。
8. 需要进行规律生活的患者完成每周计划表（见自助手册第十八章）。这是识别生活状态是否平衡的另一种方法。例如，某个患者可能花费在工作上与花费在人际交往或休闲上的时间比例严重失调。虽然制订计划通常是有效的，但保证一些计划外的时间也是非常重要的。
9. 患者努力实现责任与需要之间平衡的一个方法就是完成娱乐活动工作表（图 20.3）。在这张表中，患者依次列出目前他/她喜爱的活动，或者希望尝试的一些新的娱乐活动。这个练习能够帮助患者了解哪些新的活动是有趣的，令人愉快的或能增加生活的平衡，并以此列出活动的计划。虽然这些听起来很简单，但是对于患者来说，为了改变旧的生活模式，需要坚持奋斗很长时间。患者常常找出很多的借口来解释一种新的活动为何无法进行下去。治疗师需要帮助患者提前预见到改变生活状态可能存在的障碍，从而为他/她的改变做好更充分的准备。

娱乐活动表

指导语：列出目前你认为能够使你的生活获得快乐的活动，然后想象一些希望尝试的新的活动。这些活动应该没有（或极少有）饮酒或吸毒的压力。

目前的娱乐活动

慢跑

看新上映的电影

欣赏老电影

拜访朋友

拜访姐姐一家

阅读小说

与孩子一起做游戏

早晨和我的丈夫一起喝杯咖啡

晚饭后看会儿报纸

睡觉前看会儿新闻

洗个热水澡

新的娱乐活动

学习滑雪

与先生一起参加爵士音乐会

与孩子们一起游泳

学会用电脑上网

读一些我崇拜的名人传记

图 20.3　一份完成的娱乐活动表

患者的家庭作业

✎完成跷跷板平衡测试

- 完成生活状态平衡工作表
- 每晚花费几分钟时间完成日记
- 完成每周计划活动表来帮助你做好一周的计划
- 完成娱乐活动表

第二十一章
进展评估

（对应工作手册第十九章）

目标

- 帮助患者评估计划中距离实现最终目标还有多远
- 帮助患者实事求是地评估进展
- 帮助患者修正“全或无”的观念，从而珍惜每一点做出的小改变

介绍

根据患者制定的目标来评估康复的进展。患者定期回顾治疗进展并调整目标，对于他/她的康复是非常有益的。这一方法能够帮助患者了解他/她的治疗是否有进展，并能制定新的治疗目标及策略。患者有时会低估自己的进展，尤其是当他们遇到暂时的阻碍的时候。实事求是地评价进展能够帮助患者提高继续治疗的动力，巩固积极的改变，尽管这一进展是多么微小。

评估进展的手段有很多。虽然理想的目标是完全戒酒或戒毒，但迈向这一目标的每一步都可以看做是治疗的进展。例如，一个刚就诊时几乎没有兴趣改变成瘾行为的患者，能够反思自己的行为，检视物质使用情况，就已经是一个进展了。如果一位患者使用物质的频率从每日一次减少到每周或每月一次，虽然他/她存在复发现象，但患者的治疗方向是正确的，并且进步

也是显而易见的。

有些案例中，患者的进步很大很明显；而另一些案例，却只有非常小的改变。治疗进展的评估既可以从停止或减少使用物质方面着手，也可以从其他领域生活质量的改善来进行。

主要观点及讨论重点

以下为主要观点及讨论的重点。

1. 医患双方共同回顾患者治疗至今的进展。双方的讨论将涉及由最早的改变计划所制定的治疗目标。目前所取得的积极进步及患者仍然希望发生的改变，在讨论中需要保证时间上的均衡。对患者治疗进展的回顾应该在开始治疗后的数周或数月就开始（如刚开始每周一次）。
2. 如果患者目前的治疗计划无法获得任何进展，那么需要讨论其他可选方案。例如，一个酒依赖患者经每周或每两周一次的治疗，无法取得任何进展，那么就诊的频率就要相应增加，或者可以考虑高密度治疗，如门诊病人集中治疗计划。也可以考虑在已有的计划中增加治疗方案（如使用 ReVia，除了个人课程外还参加治疗小组）。如果患者的治疗即将结束，医生应该全面回顾患者的治疗方案，并给出在治疗结束后可以维持治疗结果的建议。
3. 虽然每个患者都需要结合他/她的个人目标来评估治疗进展，但有些重要事件就意味着进步：(a) 患者已从治疗的一个阶段进入另一个阶段（如从考虑到准备，从准备到行动）；(b) 患者能够坚持戒酒或戒毒；(c) 患者减少了使用物质的数量及频率；(d) 患者体会到因物质使用而引起的有害影响在减少；(e) 患者的健康或生活质量的一个或多个方面得到改善（如躯体健康、心灵、人际关系）；(f) 患者体会到物质滥用的困扰及渴求在减少；(g) 患者感到治愈充满希望，对自己处理问题的能力更有自信；(h) 患者能更快地识别高危环境，愿意与人讨论，并能够很好地处理；(i) 患者愿意讨论各种挫折的细节，从而能够从中吸取经验；(j) 患者能够更迅速地防止一次失误或复发；(k) 患者可以使用各种不同的策略或技能来处理康复中面临的问题和挑战，如果目前的治疗方法效果不明显，患者乐于改正自己的治疗计划。关于自己的进展，患者也能从其他人那里得到反馈信息。例如，得知患者好转的资助人或治疗伙伴，熟悉患者治疗进展的家庭成员，都能够指出患者是如何取得进步的。

4. 治疗师应该避免患者进入一个常见的陷阱，即评价自己的进展时，使用过于绝对的“全或无”这样的措词。否则，一旦患者不能取得重大的进展和改善，他们就会感到沮丧，放弃治疗，或认为自己没有能力去改变。即使患者所取得的进展微小，治疗师也应该与其讨论适当奖励自己。和实际发生的改变一样，患者为改变而付出的努力也应该给予鼓励。很多人付出了巨大的代价，只是为了坚持住改变的初衷。然而，不懈的努力也能成为积极的经验，只要你不忽视它，不认为它理所当然。努力付出之后即使收获的是失败，也比根本不去尝试要好。

案例

Mike（酒精滥用）

Mike，男，38 岁，私营企业主，已婚，两个孩子的父亲，酒精依赖患者。在过去的 7 年中已经接受过三个康复疗程及两次门诊诊疗。目前他戒酒已有 5 个多月了，这也是他保持清醒的最长记录。Mike 定期参加 AA 治疗组的聚会，并且在聚会上对自己偶尔出现的饮酒渴求畅所欲言。在过去的 5 个月中，他没有错过一次门诊的预约治疗。而在此之前，他极少能坚持就诊并常因一次复发而过早退出治疗。仅此一点，已经是一个很大的进步了。虽然 Mike 的婚姻一度到了崩溃的边缘，但是目前他与妻子之间已经改善了关系，相处融洽。Mike 现在在孩子的心目中也已经是一位积极的、活跃的父亲了。很明显，到目前为止，Mike 的康复已经取得了显著的进展。

Lora（大麻滥用）

Lora，女，26 岁，5 年大麻使用史。最糟糕的时候，她每天都要吸食数次。Lora 一度很沮丧，因为她觉得自从 8 个月前戒断大麻后，她的生活并没有变得好起来。然而，当 Lora 与治疗师一起仔细地检视她的生活状态，Lora 才发现生活的很多方面由于戒毒已经有了明显的好转：戒毒后她未再旷过工，而之前每年很早就休完所有病假；戒毒后她每月能存数百美元，而之前毫无积蓄；戒毒后她计划重读夜校，这样可以找一个待遇更好的工作，建立自己的事业；她的总体情绪比吸食大麻的时候有所好转。

Linsa（吸烟）

Linsa，男，51 岁，装配工，以前一直吸烟，最多每天三包。一年前在家庭医生的建议下，他第一次开始尝试戒烟。在此期间，Linsa 有过两次失误和一次复发，持续时间从一天到四周不等。那次持续四周的复发之后，他又恢复了每日吸烟的习惯，但是每天的吸烟量很少超过一包——与之前比较这是一个很大的进步。从这次复发他体会到，自己还不能很好地限制自己的吸烟数量。同时 Linsa 也意识到，自从戒烟后，体力明显增加，而且当自己不再满身烟味时，妻子似乎也温柔多了。

家庭作业

✎ 完成汇总工作表

附录

有益的资源

有很多资料是关于物质滥用障碍及其治疗康复的，包括为临床医生和患者所准备的各种研究资料及信息（专业书、治疗手册、康复指导、工作表、录音带、录像带等），还包括各互助组织，如AA、NA及DRA。治疗手册或专业书可以从CAST、NIAAA、NIDA、海瑟基金会、牛津大学出版社免费获取。

除了下列网站，还可以从网上书店或康复方面的出版商获取信息。也可以在网上进行与成瘾有关的关键词搜索，如：酒精滥用（alcohol abuse）、酒精成瘾（alcohol addiction）、酒依赖（alcohol dependence）或酗酒（alcoholism）；药物滥用（drug abuse）、药物成瘾（drug addiction）、药物依赖（drug dependency）；家庭与成瘾（families and addiction）；成瘾康复（recovery from addiction）；也可以搜索与成瘾治疗康复有关的某种特殊物质的名称、人物或组织名称。

Alcoholics Anonymous	www. aa. org
Al-Anon Family Groups	www. al-anon. org
Center for Substance Abuse Treatment（CSAT）	www. csat. samhsa. gov
Dennis C. Daley，PhD	www. drdenniscdaley. com
Dual Recovery Anonymous（DRA）	www. dualrecovery. org

…………

参考文献及建议读物

Alcoholics Anonymous ("Big Book," 4th ed.) (2001). New York: AA World Services, Inc.

Allen, J.P., Litten, R.Z., & Fertig, J.B. (1997). A review of research on the alcohol use disorders identification test (AUDIT). *Alcoholism: Clinical and Experimental Research, 21*(4), 613–619.

American Psychiatric Association. (2000a). *Diagnostic and Statistical Manual of Mental Disorders* (*DSM-IV-TR*), 5th ed. Washington, DC: APA.

American Psychiatric Association. (2000b). *Handbook of Psychiatric Measures.* Washington, DC: APA.

American Psychiatric Association. (2004). *Practice Guidelines for the Treatment of Psychiatric Disorders.* Washington, DC: APA.

Andreasen, N.C. (2001). *Brave New Brain: Conquering Mental Illness in the Era of the Genome.* New York: Oxford University Press.

Antony, M.M., Barlow, D.H., & Craske, M.G. (1997). *Mastery of Your Specific Phobia: Therapist Guide.* San Antonio, TX: Psychological Corporation.

Antony, M.M., & Swinson, R.P. (2000). *Phobic Disorders and Panic Disorders in Adults: A Guide to Assessment and Treatment.* Washington, DC: American Psychological Association.

Baer, J.S., Kivlahan, D.R., Blume, A.W., Mc Knight, P., & Marlatt, G.A. (2001). Brief intervention for heavy drinking college students: 4-year follow-up and natural history. *American Journal of Public Health*, 91, 1310–1316.

Basco, M.R., & Rush, A.J. (1996). *Cognitive-Behavioral Therapy for Bipolar Disorder.* New York: Guilford Press.

Beck, A.T. (1976). *Cognitive Therapy of the Emotional Disorders.* New York: International Universities Press.

Beck, A.T., Freeman, A., Davis, D.D., & Associates (2004). *Cognitive Therapy of Personality Disorders.* New York: Guilford.

Beck, A.T., Wright, F.D., Newman, C.F., & Liese, B.S. (1993). *Cognitive Therapy of Substance Abuse.* New York: Guilford.

Bellack, A.S., & DiClemente, C.G. (1999). Treating substance abuse among patients with schizophrenia. *Psychiatric Services, 50*, 75–80.

Bellack, A.S., Mueser, K.T., Gingerich, S., & Agresta, J. (2004). *Social Skills Training for Schizophrenia*, 2nd ed. New York: Guilford Press.

Berrettini, W.H., & Lerman, C.E. (2005). Pharmacotherapy and pharmacogenetics of nicotine dependence. *American Journal of Psychiatry, 162*(8), 1441–1451.

Bien, T.H., Miller, W.R., & Tonigan, J.S. (1993). Brief interventions for alcohol problems: a review. *Addiction, 88*, 315–336.

Bongar, B. (2002). *The Suicidal Patient: Clinical and Legal Standards of Care*, 2nd ed. Washington, DC: American Psychological Association.

Bongar, B., Berman, A.L., Maris, R.W., Silverman, J.M., Harris, E.A., & Packman, W.L. (Eds.). (1998). *Risk Management with Suicidal Patients.* New York: Guilford Press.

Brady, K.T., & Sinha, R. (2005). Co-occurring mental and substance use disorders: The neurobiological effects of chronic stress. *American Journal of Psychiatry, 162*(8), 1483–1493.

Brown, P.J., Muellar, T., & Stout, R.L. (1999). Substance use disorder and posttraumatic stress disorder comorbidity: Addiction and psychiatric treatment rates. *Psychology of Addictive Behaviors, 13*(2), 115–122.

Burns, D. (1999). *Feeling Good: The New Mood Therapy.* New York: Avon Books.

Carroll, K.M. (1996). Relapse prevention as a psychosocial treatment: a review of controlled clinical trials. *Experimental and Clinical Psychopharmacology, 4*, 46–54.

Carroll, K.M., & Onken, L.S. (2005). Behavioral therapies for drug abuse. *American Journal of Psychiatry, 162*(8), 1452–1460.

Center for Mental Health Services (CMHS). (1998). *Co-occurring Psychiatric and Substance Disorders in Managed Care Systems: Standards of Care, Practice Guidelines, Workforce Competencies, and Training Curricula.* Rockville, MD: CMHS.

Center for Substance Abuse Treatment. (1994). *Simple Screening Instruments for Outreach for Alcohol and Other Drug Abuse and Infectious Disease.* TIP 11. Rockville, MD: U.S. Department of Health and Human Services.

Center for Substance Abuse Treatment. (1999a). *Brief Interventions and Brief Therapists for Substance Abuse.* TIP 34. Rockville, MD: U.S. Department of Health and Human Services.

Center for Substance Abuse Treatment. (1999b). *Enhancing Motivation to Change in Substance Abuse Treatment.* TIP 35. Rockville, MD: U.S. Department of Health and Human Services.

Center for Substance Abuse Treatment. (1999c). *Treatment Succeeds in Fighting Crime.* Rockville, MD: CSAT.

Center for Substance Abuse Treatment. (2000a). *Substance Abuse Treatment: Reduces Family Dysfunction, Improves Productivity.* Rockville, MD: CSAT.

Center for Substance Abuse Treatment. (2000b). *Treatment Cuts Medical Costs.* Rockville, MD: CSAT.

Center for Substance Abuse Treatment. (2002). *Assessment and Treatment of Patients with Coexisting Mental Illness and Other Drug Abuse.* DHHS Pub. No. (SMA) 02–3682. Rockville, MD: U.S. Department of Health and Human Services.

Center for Substance Abuse Treatment. (2004a). *Clinical Guidelines for the Use of Buprenorphine in the Treatment of Opioid Addiction.* TIP 40. Rockville, MD: U.S. Department of Health and Human Services.

Center for Substance Abuse Treatment. (2004b). *Substance Abuse Treatment and Family Therapy.* TIP 39. Rockville, MD: U.S. Department of Health and Human Services

Center for Substance Abuse Treatment. (2005a). *Medication Assistant Treatment for Opioid Addiction in Opioid Treatment Programs.* TIP 43. Rockville, MD: U.S. Department of Health and Human Services.

Center for Substance Abuse Treatment. (2005b). *Substance Abuse Treatment: Group Therapy.* TIP 41. Rockville, MD: U.S. Department of Health and Human Services.

Center for Substance Abuse Treatment. (2005c). *Substance Abuse Treatment for Persons with Co-Occurring Disorders.* TIP 42. Rockville, MD: U.S. Department of Health and Human Services.

Clark, R.E. (2001). Family support and substance use outcomes for persons with mental illness and substance use disorders. *Schizophrenia Bulletin, 27*(1), 93–101.

Cloninger, C.R. (1987). Neurogenetic adaptive mechanisms in alcoholism. *Science,* 410–416.

Cloninger, C.R. (2005). Genetics of substance abuse. In M. Galanter & H.D. Kleber (Eds.), *Textbook of Substance Abuse Treatment,* 3rd ed. Washington, DC: American Psychiatric Publishing, Inc., pp. 73–80.

Cloninger, C.R., & Svrakic, D.M. (2000). Personality disorders. In B.J. Sadock & V.A. Sadock (Eds.), *Comprehensive Textbook of Psychiatry,* 7th ed. Baltimore, MD: Lippincott Williams & Wilkins, pp. 1723–1764.

Connors, G.J., Donovan, D.M., & DiClemente, C.C. (2001). *Substance Abuse Treatment and the Stages of Change.* New York: Guilford Press.

Cornelius, J.R., Salloum, I.M., Day, N.L., Thase, M.E., & Mann, J.J. (1996). Patterns of suicidality and alcohol use in alcoholics with major depression. *Alcoholism: Clinical and Experimental Research, 20,* 1451–1455.

Cornelius, J.R., Salloum, I.M., Ehler, J.G., et al. (1997). Fluoxetine in depressed alcoholics. A double-blind, placebo-controlled trial. *Archives of General Psychiatry, 54*(8), 700–705.

Crits-Christoph, P., Siqueland, L., Blaine J., et al. (1999). Psychosocial treatments for cocaine dependence: National Institute on Drug Abuse collaborative cocaine treatment study. *Archives of General Psychiatry, 56*, 493–502.

Crone, C.C., Gabriel, G.M., & Wise, T.N. (2004). Managing the neuropsychiatric side effects of interferon-based therapy for hepatitis C. *Cleveland Clinic Journal of Medicine, 71* (Suppl.): S27–S32.

Daley, D.C. (2003a). *Dual Diagnosis Workbook: Recovery Strategies for Substance Use and Mental Health Disorders,* 3rd ed. Independence, MO: Independence Press.

Daley, D.C. (2003b). *Preventing Relapse,* 2nd ed. Center City, MN: Hazelden.

Daley, D.C. (2004a). *Relapse Prevention Workbook,* 4th ed. Apollo, PA: Daley Publications.

Daley, D.C. (2004b). *Surviving Addiction Workbook,* 3rd ed. Apollo, PA: Daley Publications.

Daley, D.C. (2005). *Sobriety Journal: Your Plan for Recovery in Year 01.* Apollo, PA: Daley Publications.

Daley, D.C. (2006). *Mood Disorders and Addiction: A Guide for Clients, Families and Providers.* New York: Oxford University Press.

Daley, D.C., & Douaihy, A. (2005). *Managing Emotions: Recovery from Mental Health or Substance Use Disorders.* Apollo, PA: Daley Publications.

Daley, D.C., & Folit, R. (2006). *LifeJournal for Sobriety and Relapse Prevention.* www.stayingsober.lifejournal.com.

Daley, D.C., & Haskett, R. (2003). *Understanding Bipolar Disorder and Addiction,* 2nd ed. Center City, MN: Hazelden.

Daley, D.C., & Marlatt, G.A. (2005). Relapse prevention. In J.H. Lowinson, P. Ruiz, R.B. Millman, & J.G. Langrod (Eds.), *Substance Abuse: A Comprehensive Textbook,* 4th ed. Philadelphia: Lippincott Williams & Wilkins, pp. 772–785.

Daley, D.C., Marlatt, G.A., & Spotts, C. (2003a). Group therapies. In A.W. Graham, T.K. Schultz, M.F. Mayo-Smith, R.K. Ries, & B.K. Wilford (Eds.), *Principles of Addiction Medicine,* 3rd ed. Chevy Chase, MD: American Society of Addiction Medicine, pp. 839–850.

Daley, D.C., Marlatt, G.A., & Spotts, C. (2003b). Relapse prevention: clinical models and intervention strategies. In A.W. Graham, T.K. Schultz, M.F. Mayo-Smith, R.K. Ries, & B.K. Wilford (Eds.), *Principles of*

Addiction Medicine, 3rd ed. Chevy Chase, MD: American Society of Addiction Medicine, pp. 467–486.

Daley, D.C., Mercer, D., & Carpenter, G. (1998). *Group Drug Counseling Manual.* Holmes Beach, FL: Learning Publications, Inc.

Daley, D.C., & Miller, J. (2001). *Addiction in Your Family: Helping Yourself and Your Loved Ones.* Holmes Beach, FL: Learning Publications.

Daley, D.C., & Montrose, K. (2003). *Understanding Schizophrenia and Addiction,* 2nd ed. Center City, MN: Hazelden.

Daley, D.C., & Moss, H.B. (2002). *Dual Disorders: Counseling Clients with Chemical Dependency and Mental Illness,* 3rd ed. Center City, MN: Hazelden.

Daley, D.C., & Salloum, I.M. (Eds.). (2001). *A Clinician's Guide to Mental Illness.* New York: McGraw-Hill.

Daley, D.C., & Salloum, I.M. (2003). *Understanding Major Anxiety Disorders and Addiction,* 2nd ed. Center City, MN: Hazelden.

Daley, D.C., Salloum, I.M., & Thase, M.E. (2000). Improving treatment adherence among patients with comorbid psychiatric and substance use disorders. In D.F. O'Connell (Ed.), *Managing the Dually Diagnosed Patient: Current Issues and Clinical Approaches.* New York: Haworth Press, pp. 47–72.

Daley, D.C., Salloum, I.M., & Thase, M.E., (2003). Integrated treatment using a recovery oriented approach. In J.J. Westermeyer, R.D. Weiss & D.M. Ziedonis (Eds.), *Integrated Treatment for Mood and Substance Use Disorders.* Baltimore: Johns Hopkins University Press, pp. 68–89.

Daley, D.C., Salloum, I.M., Zuckoff, A., Kirisci, L., & Thase, M. (1998). Increasing treatment compliance among outpatients with depression and cocaine dependence. Results of a pilot study. *American Journal of Psychiatry, 155,* 1611–1613.

Daley, D.C., & Sinberg-Spear, J. (2003). *A Family Guide to Coping with Dual Disorders,* 3rd ed. Center City, MN: Hazelden.

Daley, D.C., & Thase, M.E. (2003). *Understanding Depression and Addiction,* 2nd ed. Center City, MN: Hazelden.

Daley, D.C., & Thase, M.E. (2004). *Dual Disorders Recovery Counseling: Integrated Treatment for Substance Use and Mental Health Disorders,* 3rd ed. Independence, MO: Independence Press.

Daley, D.C., & Zuckoff, A. (1999). *Improving Treatment Compliance: Counseling and System Strategies for Substance Use and Dual Disorders.* Center City, MN: Hazelden.

DeLeon, G. (2000). *The Therapeutic Community: Theory, Model and Method.* New York: Springer Publishing Co.

DiClemente, C.C. (2003). *Addiction and Change: How Addictions Develop and Addicted People Recover.* New York: Guilford Press

Donovan, D.M., & Marlatt, G.A. (Eds.). (2005). *Assessment of Addictive Behaviors,* 2nd ed. New York: Guilford Press.

Douaihy, A.B., Jou, R.J., Gorske, T., & Salloum, I.M. (2003). Triple diagnosis: Dual diagnosis and HIV disease, Part 1. *The Aids Reader, 13*(8): 375–382.

Drake, R.E., Mercer-McFadden, C., Mueser, K.T., McHugho, G., & Bond, G. (1998). A review of integrated mental health and substance abuse treatment for patients with dual disorders. *Schizophrenia Bulletin, 24,* 589–608.

Drake, R.E., & Mueser, K.T. (2000). Psychosocial approaches to dual diagnosis. *Schizophrenia Bulletin, 26*(1), 105–118.

Dual Disorders Recovery Book, The. (1993). Center City, MN: Hazelden.

Emrick, C.D., & Tonigan, J.S. (2004). Alcoholics Anonymous and other 12-step groups. In M. Galanter & H. Kleber (Eds.), *Textbook of Substance Abuse Treatment,* 3rd ed. Washington, DC: American Psychiatric Publishing Inc., pp. 433–444.

Fink, M. (1999). *Electroshock: Restoring the Mind.* New York: Oxford University Press.

First, M. B., Spitzer, R. L., Gibbon, M., & Williams, J. B. (1994). *Structured Clinical Interview for DSM-IV, Axis I Disorders.* New York: New York State Psychiatric Institute.

Foa, E.B., Keane, T.M., & Friedman, M.J. (Eds.). (2000). *Effective Treatments of PTSD.* New York: Guilford.

Frank, E. (2005). *Treating Bipolar Disorder: A Clinician's Guide to Interpersonal and Social Rhythm Therapy.* New York: Guilford Press.

Fromme, K., Marlatt, G. A., Baer, J. S., & Kivlahan, D.R. (1994). The alcohol skills training program: a group intervention for young adult drinkers. *Journal of Substance Abuse Treatment, 11*(2), 143–154.

Fundala, P.J., & O'Brien, C.P. (2005). Buprenorphine for the treatment of opioid dependence. In J.H. Lowinson, P. Ruiz, R.B. Millman, & J.G. Langrod (Eds.), *Substance Abuse: A Comprehensive Textbook,* 4th ed. Philadelphia: Lippincott Williams & Wilkins, pp.634–640.

Galanter, M., & Kleber, H. (Eds.). (2004). *Textbook of Substance Abuse Treatment,* 3rd ed. Washington, DC: American Psychiatric Publishing Inc.

Garbutt, J.C., West, S.L., Carey, T.S., Lohr, K.N., & Crews, F.T. (1999). Pharmacological treatment of alcohol dependence: a review of the evidence. *Journal of the American Medical Association, 281*(14), 1318–1325.

Gardner, E.L. (2005). Brain reward mechanisms. In J.H. Lowinson, P. Ruiz, R.B. Millman, & J.G. Langrod (Eds.), *Substance Abuse: A Comprehen-*

sive Textbook, 4th ed. Philadelphia: Lippincott Williams & Wilkins, pp. 48–96.

Gastfriend, D.R., & Perard, S. (2004). Patient placement criteria. In M. Galanter & H, Kleber (Eds.), *Textbook of Substance Abuse Treatment,* 3rd ed. Washington, DC: American Psychiatric Publishing Inc., pp. 121–128.

Graham, A.W., Schultz, T.K., & Wilford, B.B. (Eds.). (2003). *Principles of Addiction Medicine,* 3rd ed. Chevy Chase, MD: American Society of Addiction Medicine.

Gunderson, J.G., & Gabbard, G.O. (Eds.). (2000). *Psychotherapy for Personality Disorders.* Washington, DC: American Psychiatric Press.

Hawkins, J.D., Arthur, M.W., & Olson, J.J. (1997). Community interventions to reduce risks and enhance protection against antisocial behavior. In D.M. Stoff, J. Breiling, & J.D. Maser (Eds.), *Handbook of Antisocial Behavior.* New York: John Wiley and Sons, pp. 365–374.

Hazelden Foundation (Dec. 2004). *Research Update.* Center City, MN.

Hester, R.K., & Miller, W.R. (Eds.). (1995). *Handbook of Alcoholism Treatment Approaches: Effective Alternatives,* 2nd ed. Boston: Allyn and Bacon.

Higgins, S.T., & Hil, S.H. (2004). Principles of learning on the study and treatment of substance abuse. In M. Galanter & H. Kleber (Eds.), *Textbook of Substance Abuse Treatment,* 3rd ed. Washington, DC: American Psychiatric Publishing Inc., pp. 81–88.

Higgins, S.T., & Silverman, K. (Eds.). (1999). *Motivating Behavior Change Among Illicit Drug Abusers: Research on Contingency Management.* Washington, DC: American Psychological Association.

Hill, S.Y., DeBellis, M.D., Keshavan, M.S., Lowers, L., Shen, S., Hall, J. & Pitts, T. (2001). Right amygdala volume in adolescent and young adult offspring from families at high risk for developing alcoholism. *Society of Biological Psychiatry, 49,* 894–905.

Hill, S.Y., Lowers, L., Locke, J., Snidman, N., & Kagan, J. (1999). Behavioral inhibition in children from families at high risk for developing alcoholism. *Journal of the American Academy of Child and Adolescent Psychiatry, 38*(4), 410–417.

Hoffman, S.G.. & Tompson, M.C. (Eds.). (2002). *Treating Chronic and Severe Mental Disorders: A Handbook of Empirically Supported Interventions.* New York: Guilford Press.

Hogarty, G.E. (2002). *Personal Therapy for Schizophrenia & Related Disorders: A Guide to Individualized Treatment.* New York: Guilford Press.

Hubbard, R.L. (2005). Evaluation and outcome of treatment. In J.H. Lowinson, P. Ruiz, R.B. Millman, & J.G. Langrod (Eds.), *Substance Abuse: A*

Comprehensive Textbook, 4th ed. Philadelphia: Lippincott Williams & Wilkins, pp. 786–804.

Hurt, R.D., Ebbert, J.O., Hays, J.T., & Dale, L.C. (2003). Pharmacologic interventions for tobacco dependence. In A.W. Graham, T.K. Schultz, & B.B. Wilford (Eds.), *Principles of Addiction Medicine,* 3rd ed. Chevy Chase, MD: American Society of Addiction Medicine, pp. 801–814.

Irvin, J.E., Bowers, C.A., Dunn, M.E., & Wang, M.C. (1999). Efficacy of relapse prevention: a meta-analytic review. *Journal of Consulting and Clinical Psychology, 67*(4), 563–570.

Joe, G.W., Simpson, D.D., & Broome, K.M. (1998). Effects of readiness for drug abuse treatment on client retention and assessment of process. *Addiction, 93*(8), 1177–1190.

Karper, L.P., & Krystal, J.H. (1997). Pharmacotherapy of violent behavior. In D.M. Stoff, J. Breiling, & J.D. Maser (Eds.), *Handbook of Antisocial Behavior.* New York: John Wiley & Sons, Inc., pp. 436–444.

Kemp, A., Kirov, G., Everitt, B., Kayward, P., & David, A. (1998). Randomized controlled trial of compliance therapy. *British Journal of Psychiatry, 172*, 413–419.

Kessler, R.C., Nelson, C.B., McGonagle, K.A., Edlund, M.J., Frank, R.G., & Leaf, P.J. (1996). The epidemiology of co-occurring addictive and mental disorders: implications for prevention and service utilization. *American Journal of Orthopsychiatry, 66*, 17–31.

Koerner, K., & Linehan, M.M. (2000). Research on dialectical behavior therapy for patients with borderline personality disorder. *Psychiatric Clinics of North America, 23*(1), 151–167.

Kosten, T.R., & Sofuoglu, M. (2004). Stimulants. In M. Galanter & H.D. Kleber (Eds.), *Textbook of Substance Abuse Treatment,* 3rd ed. Washington, DC: American Psychiatric Publishing, pp. 189–198.

Kranzler, H.R., & Jaffe, J.H. (2003). Pharmacologic interventions for alcoholism. In A.W. Graham, T.K. Schultz, & B.B. Wilford (Eds.), *Principles of Addiction Medicine,* 3rd ed. Chevy Chase, MD: American Society of Addiction Medicine, pp. 701–720.

Kupfer, D. J., Frank, E., Perel, J. M., et al. (1992). Five-year outcome for maintenance therapies in recurrent depression. *Archives of General Psychiatry, 49*, 769–773.

Leigh, J., Bowen, S., & Marlatt, G.A. (2005). Spirituality, mindfulness, and substance abuse. *Addictive Behaviors, 30*(7), 1335–1341.

Leshner, A.I. (1998). What we know: drug addiction as a brain disease. In A.W. Graham, T.K. Schultz, & B.B. Wilford (Eds.), *Principles of Addiction Medicine,* 2nd ed. Chevy Chase, MD: ASAM, pp. xxix–xxxvi.

Lin, S.W., & Anthenelli, R.M. (2005). Genetic factors in the risk for substance use disorders. In J.H. Lowinson, P. Ruiz, R.B. Millman, & J.G. Langrod (Eds.), *Substance Abuse: A Comprehensive Textbook*, 4th ed. Philadelphia: Lippincott Williams & Wilkins, pp. 33–47.

Linehan, M.M. (1993). *Cognitive-Behavioral Treatment of Borderline Personality Disorder.* New York: Guilford.

Linehan, M.M., Schmidt III, H., Dimeff, L.A., Craft, J.C., Kanter, J., & Comtois, K.A. (1999). Dialectical behavior therapy for patients with borderline personality disorder and drug-dependence. *American Journal on Addictions, 8*, 279–292.

Ling, W., Wesson, D.R., Charuvastra, C., & Klett, C.J. (1996). A controlled trial comparing buprenorphine and methadone maintenance in opioid dependence. *Archives of General Psychiatry, 53*, 401–407.

Livesley, W.J. (Ed.) (2001). *Handbook of Personality Disorders: Theory, Research, and Treatment.* New York: Guilford Press.

Lowinson, J.H., Ruiz, P., Millman, R.B., & Langrod, J.G. (Eds.). (2005). *Substance Abuse: A Comprehensive Textbook*, 4th ed. Philadelphia: Lippincott Williams & Wilkins.

Lyketsos, C.G., Hutton, H., Fishman, M., Schwartz, J., & Treisman, G.J. (1996). Psychiatric comorbidity on entry to an HIV primary care clinic. *AIDS, 10*(9), 1033–1039.

Marcus, M., & Levia, M. (2001). Eating disorders. In D.C. Daley & I.M. Salloum (Eds.), *Clinician's Guide to Mental Illness.* New York: McGraw-Hill.

Marlatt, G.A. (1985). Cognitive assessment and intervention procedures for relapse prevention. In G.A. Marlatt & J. Gordon (Eds.), *Relapse Prevention.* New York: Guildford Press.

Marlatt, G.A. (1996). Taxonomy of high-risk situations for alcohol relapse: evolution and development of a cognitive-behavioral model. *Addiction* 91(Suppl 1), S37–S49.

Marlatt, G.A. (Ed.). (1998). *Harm Reduction: Pragmatic Strategies for Managing High-Risk Behaviors.* New York: Guilford Press.

Marlatt, G.A. (2000). Harm reduction: basic principles and strategies. *Prevention Researcher*, 7, 1–4.

Marlatt, G.A. (2002). Buddhist philosophy and the treatment of addictive behavior. *Cognitive and Behavioral Practice, 9*, 44–49.

Marlatt, G.A., & Donovan, D.M. (Eds.). (2005). *Relapse Prevention: Maintenance Strategies in the Treatment of Addictive Behaviors*, 2nd ed. New York: Guilford Press.

Marlatt, G.A., & Witkiewitz, K. (2002). Harm reduction approaches to alcohol use: health promotion, prevention, and treatment. *Addictive Behaviors*, 27, 867–886.

Martin, C., Earleywine, M., Blackson, T., Vanyukov, M., Moss, H., & Tarter, R. (1994). Aggressivity, inattention, hyperactivity, and impulsivity in boys at high and low risk for substance abuse. *Journal of Abnormal Child Psychology, 22*, 177–203.

McCrady, B., & Epstein, E. (Eds.). (1999). *Addictions: A Comprehensive Guidebook*. New York: Oxford University Press.

McKay, J.R. (1999). Studies of factors of relapse to alcohol, drug, and nicotine use: a critical review of methodologies and findings. *Journal of Studies on Alcohol, 60*, 566–576.

McLellan, A.T. (1985) *Guide to the Addiction Severity Index*. Rockville, MD: NIDA.

McLellan, A.T., Lewis, D.C., O'Brien, C.P., & Kleber, H.D. (2000). Drug dependence, a chronic medical illness: implications for treatment, insurance, and outcomes evaluation. *Journal of the American Medical Association, 284*(13), 1689–1695.

Mee-Lee, D., Shulman, G.D., Fishman, M., Gastfriend, D.R., & Griffith, J.H., (Eds.). (2001). *ASAM Patient Placement Criteria for the Treatment of Substance-Related Disorders* 2nd ed. Chevy Chase, MD: American Society on Addiction Medicine.

Meyer, R.E. (1986). How to understand the relationship between psychopathology and addictive disorders. In R.E. Meyer (Ed.), *Psychopathology and Addictive Disorders*. New York: Guilford, pp. 3–16.

Meyers, R.J., Miller, W.R., Hill, D.E., & Tonigan, J.S. (1999). Community reinforcement and family training (CRAFT). *Journal of Substance Abuse Treatment, 10*(3), 291–308.

Miklowitz, D.J., & Goldstein, M.J. (1997). *Bipolar Disorder: A Family-Focused Treatment Approach*. New York: Guilford Press.

Miller, W.R. (1999). *Integrating Spirituality into Treatment: Resources for Practitioners*. Washington, DC: American Psychological Association (APA).

Miller, W.R., & Rollnick, S. (2002). *Motivational Interviewing: Preparing People to Change Addictive Behavior*, 2nd ed. New York: Guilford.

Minkoff, K., & Drake, R.E. (Eds.). (1991). *Dual Diagnosis of Major Mental Illness and Substance Disorders*. San Francisco: Jossey-Bass.

Monti, P., Adams, D., Kadden, R., Cooney, N., & Abrams, D. (2002). *Treating Alcohol Dependence*, 2nd ed. New York: Guilford.

Montrose, K., & Daley, D.C. (1995). *Celebrating Small Victories: Treating Chronic Mental Illness and Substance Abuse*. Center City, MN: Hazelden.

Moss, H., Vanyukov, M., Majumder, P., Kirisci, L., & Tarter, R. (1995). Perpubertal sons of substance abusers: influences of parental and familial substance abuse on behavioral disposition, IQ, and school achievement. *Addictive Behaviors, 20*, 1–14.

Mueser, K.T., & Glynn, S.M. (1999). *Behavioral Family Therapy for Psychiatric Disorders*, 2nd ed. Oakland, CA: New Harbinger.

Mueser, K.T., Noordsy, D.L., Drake, R.E., & Fox, L. (2003). *Integrated Treatment for Dual Disorders: A Guide to Effective Practice.* New York: Guilford.

Najavits, L.M., & Weiss, R.D. (1998). "Seeking safety": outcome of a new cognitive-behavioral psychotherapy for women with posttraumatic stress disorder and substance dependence. *Journal of Traumatic Stress, 11*, 437–456.

Narcotics Anonymous (1988). Van Nuys, CA: World Service Office, Inc.

Nathan, P.E., & Gorman, J.M. (Eds.). (2002). *A Guide to Treatments that Work*, 2nd ed. New York: Oxford University Press.

National Institute on Alcohol Abuse and Alcoholism. (1995a). Project Match Series, Volume 1. *Twelve-Step Facilitation Therapy Manual.* Rockville, MD: U.S. Department of Health and Human Services.

National Institute on Alcohol Abuse and Alcoholism. (1995b). Project Match Series, Volume 2. *Motivational Enhancement Therapy Manual.* Rockville, MD: U.S. Department of Health and Human Services.

National Institute on Alcohol Abuse and Alcoholism. (1995c). Project Match Series, Volume 3. *Cognitive-Behavioral Coping Skills Therapy Manual.* Rockville, MD: U.S. Department of Health and Human Services.

National Institute on Alcohol Abuse and Alcoholism. (1999). Update on approaches to alcoholism treatment. *Alcohol Research and Health, 23*(2).

National Institute on Alcohol Abuse and Alcoholism. (2000). *Alcohol and Health: 10th Special Report to Congress.* Rockville, MD: U.S. Department of Health and Human Services.

National Institute on Alcohol Abuse and Alcoholism. (2004). *Combined Behavioral Intervention Manual.* Bethesda, MD: U.S. Department of Health and Human Services.

National Institute on Alcohol Abuse and Alcoholism. (2005). *Helping Patients Who Drink Too Much: A Clinician's Guide.* Rockville, MD: U.S. Department of Health & Human Services.

National Institute on Drug Abuse. (1993). *Cue Extinction.* Rockville, MD: U.S. Department of Health and Human Services.

National Institute on Drug Abuse. (1998a). Therapy Manuals for Drug Addiction, Manual 1. *A Cognitive Behavioral Approach: Treating Cocaine*

Addiction. Rockville, MD: U.S. Department of Health and Human Services.

National Institute on Drug Abuse. (1998b). Therapy Manuals for Drug Addiction, Manual 2. *A Community Reinforcement Plus Vouchers Approach: Treating Cocaine Addiction.* Rockville, MD: U.S. Department of Health and Human Services.

National Institute on Drug Abuse. (1999a). Therapy Manuals for Drug Addiction, Manual 3. *An Individual Drug Counseling Approach to Treat Cocaine Addiction: The Collaborative Cocaine Treatment Study Model.* Rockville, MD: U.S. Department of Health and Human Services.

National Institute on Drug Abuse. (1999b). *Principles of Addiction Treatment: A Research-Based Guide.* Rockville, MD: U.S. Department of Health and Human Services.

National Institute on Drug Abuse. (2000a). *Approaches to Drug Abuse Treatment.* Rockville, MD: U.S. Department of Health and Human Services.

National Institute on Drug Abuse. (2000b). Therapy Manuals for Drug Addiction, Manual 4. *A Group Drug Counseling Approach to Treat Cocaine Addiction: The Collaborative Cocaine Treatment Study Model.* Rockville, MD: U.S. Department of Health and Human Services.

National Institute on Drug Abuse. (2003). Therapy Manuals for Drug Addiction, Manual 5. *Brief Strategic Family Therapy for Adolescent Drug Abuse.* Rockville, MD: U.S. Department of Health and Human Services.

Newman, C.F.L., Beck, A.T., Reilly-Harrington, N.A., & Gyulai, L. (2002). *Bipolar Disorder: A Cognitive Therapy Approach.* Washington, DC: American Psychological Association.

Nowinski, J., & Baker, S. (1998). *The Twelve-Step Facilitation Handbook: A Systematic Approach to Early Recovery from Alcoholism and Addiction.* San Francisco: Jossey-Bass Publishers.

Nunes, E.V., Weissman, M.M., Goldstein, R., et al. (2000). Psychiatric disorders and impairment in the children of opiate addicts: prevalences and distribution by ethnicity. *American Journal on Addictions, 9*, 232–241.

O'Brien, C. (2005). Anticraving medications for relapse prevention: a possible new class of psychoactive medications. *American Journal of Psychiatry, 162*(8), 1423–1431.

O'Brien, C.P., Childress, A.R., Ehrman, R., & Robbins, S.J. (1998). Conditioning factors in drug abuse: can they explain compulsion? *Psychopharmacology, 12*, 15–22.

O'Farrell, T.J., & Fals-Stewart, W. (1999). Treatment models and methods: family models. In B.S. McCrady & E.E. Epstein (Eds.), *Addictions: A Comprehensive Guidebook.* London: Oxford University Press, pp. 287–305.

Onken, L.S., Blaine, J.D., & Boren, J. (1997). *Beyond the Therapeutic Alliance: Keeping the Drug-Dependent Individual in Treatment: NIDA Research Monograph, 165*. Rockville, MD: U.S. Department of Health and Human Services.

Onken, L.S., Blaine, J.D., Genser, S., & Horton, Jr., A.M. (1997). *Treatment of Drug-Dependent Individuals with Comorbid Mental Disorders: NIDA Research Monograph, 172*. Rockville, MD: U.S. Department of Health and Human Services.

Ott, P.J., Tarter, R.E., & Ammerman, R.T. (Eds.). (1999). *Sourcebook on Substance Abuse: Etiology, Epidemiology, Assessment, and Treatment.* Needham Heights, MA: Allyn & Bacon.

Pani, P.P., Maremmani, I., Pirastu, R., Tagliamonte, A., & Luigi-Gessa, G. (2000). Buprenorphine: a controlled clinical trial in the treatment of opioid dependence. *Drug and Alcohol Dependence, 60*, 39–50.

Parran, T.V., Liepman, M.R., & Farkas, K. (2003). The family in addiction. In A.W. Graham, T.K. Schultz, M.F. Mayo-Smith, R.K. Ries, & B.B. Wilford (Eds.), *Principles of Addiction Medicines*, 3rd ed. Chevy Chase, MD: American Society of Addiction Medicine, pp. 395–402.

Payte, J.T., Zweben, J.E., & Martin, J. (2003). Opioid maintenance treatment. In A.W. Graham, T.K. Schultz, M.F. Mayo-Smith, R.K. Ries, & B.B. Wilford (Eds.), *Principles of Addiction Medicines*, 3rd ed. Chevy Chase, MD: American Society of Addiction Medicine, pp. 751–766.

Petry, N.M., & Bickel, W.K. (1999). Therapeutic alliance and psychiatric severity as predictors of completion of treatment for opioid dependence. *Psychiatric Services, 50*(2), 219–227.

Prochaska, J.O. (2003) Enhancing motivation to change. In A.W. Graham, T.K. Schultz, M.F. Mayo-Smith, R.K. Ries, & B.B. Wilford (Eds.), *Principles of Addiction Medicines*, 3rd ed. Chevy Chase, MD: American Society for Addiction Medicine. pp. 825–838.

Prochaska, J.O., & DiClemente, C.C. (1992). Stages of change in the modification of problem behaviors. *Progress in Behavior Modification, 28*, 183–218.

Prochaska, J.O., Norcross, J.C., & DiClemente, C.C. (1994). *Changing for Good.* New York: William Morrow and Company, Inc.

Project MATCH. (1998). Matching alcoholism treatments to client heterogeneity: Project MATCH three-year drinking outcomes. *Alcoholism: Clinical and Experimental Research, 22*(6), 1300–1311.

Rawson, R.A., Obert, J.L., McCann, M.J., & Ling, W. (2005). *The MATRIX Model: Intensive Outpatient Alcohol and Drug Treatment.* Therapist's Manual. Center City, MN: Hazelden.

Roberts, L.J., Shaner, A., & Eckman, T.A. (1999). *Overcoming Addictions: Skills Training for People with Schizophrenia.* New York: W.W. Norton & Company.

Robins, L.N., & Regier, D.A. (1991). *Psychiatric Disorders in America.* New York: The Free Press.

Rosenberg, S.D., Goodman, L.A., Asher, F.C., et al. (2001). Prevalence of HIV, hepatitus B and C in people with severe mental illness. *American Journal of Public Health, 91*(1), 31–36.

Rosenthal, R.N., & Westreich, L. (1999). Treatment of persons with dual diagnosis of substance use disorder and other psychological problems. In B.S. McCrady & E.E. Epstein (Eds.), *Addictions: A Guidebook for Professionals*, pp. 439–476. New York: Oxford University Press.

Ross, H.E., Cutler, M., & Sklar, S.M. (1997). Retention in substance abuse treatment. *American Journal on Addictions, 6*(4), 293–303.

Rounsaville, B.J., Carroll, K.M., & Back, S. (2005). Individual psychotherapy. In J.H. Lowinson, P. Ruiz, R.B. Millman, & J.G. Langrod (Eds.), *Substance Abuse: A Comprehensive Textbook,* 4th ed. Philadelphia: Lippincott Williams & Wilkins, pp. 653–670.

Rounsaville, B.J., & Polin, J. (2000) Substance use disorders measures. In *Handbook of Psychiatric Measures.* Washington, DC: American Psychiatric Association, pp. 457–484.

Rygh, J.L., & Sanderson, W.C. (2004). *Treating Generalized Anxiety Disorder: Evidence-Based Strategies, Tools, and Techniques.* New York: Guilford Press.

Sadock, B.J., & Sadock, V.A. (Eds.). (2000). *Kaplan & Sadock's Comprehensive Textbook of Psychiatry,* 7th ed. Philadelphia: Lippincott Williams & Wilkins.

Salloum, I.M., Daley, D.C., Cornelius, J.R., Kirisci, L., & Thase, M.E. (1996). Disproportionate lethality in psychiatric patients with concurrent alcohol and cocaine abuse. *American Journal of Psychiatry, 153*(7), 953–955.

Salloum, I.M., Daley, D.C., & Thase, M.E. (2000). *Male Depression, Alcoholism, and Violence.* London, UK: Martin Dunitz Ltd.

Salloum, I.M., & Thase, M.E. (2000). Impact of substance abuse on the course and treatment of bipolar disorder. *Bipolar Disorders, 2,* 2269–2280.

Sammons, M.T., & Schmidt, N.B. (Eds.). (2001). *Combined Treatments for Mental Disorders: A Guide to Psychological and Pharmacological Interventions.* Washington, DC: American Psychological Association.

Saxon, A.J. (2003). Special issues in office-based opioid treatment. In A.W. Graham, T.K. Schultz, & B.B. Wilford (Eds.), *Principles of Addiction*

Medicine, 3rd ed. Chevy Chase, MD: American Society on Addiction Medicine, pp. 767–784.

Schmitz, J.M., & Delaune, K.A. (2005). Nicotine. In J.H. Lowinson, P. Ruiz, R.B. Millman & J.G. Langrod (eds.), *Substance Abuse: A Comprehensive Textbook,* 4th ed. Philadelphia: Lippincott Williams & Wilkins, pp. 387–402.

Schuckit, M.A. (2000). *Drug and Alcohol Abuse: A Clinical Guide to Diagnosis and Treatment,* 5th ed. New York: Plenum.

Selzer, M.L. (1971). The Michigan Alcoholism Screening Test: the quest for a new diagnostic instrument. *American Journal of Psychiatry, 127,* 1653–1658.

Seppala, M.D. (2001). *A Clinician's Guide to the Twelve Step Principles.* New York: McGraw-Hill.

Shea, S.C. (1999). *The Practical Art of Suicide Assessment: A Guide for Mental Health Professionals and Substance Abuse Counselors.* New York: John Wiley & Sons, Inc.

Skinner, H.A., (1982). The drug abuse screening test. *Addictive Behaviors, 7,* 363–371.

Soloff, P. (1998). Algorithms for pharmacological treatment of personality dimensions: symptom-specific treatments for cognitive-perceptual, affective, and impulsive-behavioral dysregulation. *Bulletin of the Menninger Clinic, 62*(2), 195–214.

Stanton, M.D. (2004). Getting reluctant substance abusers to engage in treatment/self-help: a review of outcomes and clinical options. *Journal of Marital and Family Therapy, 30*(2), 165–182.

Stanton, M.D., & Heath, A.W. (2005). Family/couples approaches to treatment engagement and therapy. In J.H. Lowinson, P. Ruiz, R.B. Millman, & J.G. Langrod (Eds.), *Substance Abuse: A Comprehensive Textbook,* 4th ed. Philadelphia: Lippincott Williams & Wilkins, pp. 680–689.

Stanton, M.D., & Shadish, W.R. (1997). Outcome, attrition, and family-couples treatments for drug abuse: a meta-analysis and review of the controlled, comparative studies. *Psychological Bulletin, 122*(2), 170–191.

Stein, D.J. (Ed.). (2004). *Clinical Manual of Anxiety Disorders.* Washington, DC: American Psychiatric Publishing, Inc.

Stein, D.J., Kupfer, D.J., & Schatzberg, A.F. (2006). *Textbook of Mood Disorders.* Washington, DC: American Psychiatric Publishing, Inc.

Stine, S.M., Greenwald, M.K., & Kosten, T.R. (2003). Pharmacologic interventions for opioid addiction. In A.W. Graham, T.K. Schultz, & B.B. Wilford (Eds.), *Principles of Addiction Medicine,* 3rd ed. Chevy Chase, MD: American Society on Addiction Medicine, pp. 735–748.

Stoff, D.M., Breiling, J., & Maser, J.D. (Eds.) (1997). *Handbook of Antisocial Behavior.* New York: John Wiley & Sons, Inc.

Swanson, A.J., Pantalon, M.V., & Cohen, R.K. (2002). Motivational interviewing and treatment adherence among psychiatric and dually diagnosed patients. *Journal of Nervous and Mental Disease, 187,* 630–635.

Swartz, M.S., Swanson, J.W., Hiday, V.A., Borum, R., Wagner, H.R., & Burns, B.J. (1998). Violence and severe mental illness: the effects of substance abuse and nonadherence to medication. *American Journal of Psychiatry, 155*(2), 226–231.

Tarter, R. (1990). Evaluation and treatment of adolescent substance abuse: a decision-tree method. *American Journal of Drug and Alcohol Abuse, 16,* 1–46.

Tarter, R., Blackson, T., Brigham, J., Moss, H., & Caprara, G. (1995). The association between childhood irritability and liability to substance use in early adolescence: a two-year follow-up study of boys at risk for substance abuse. *Drug Alcohol Dependence, 39,* 253–261.

Thase, M.E. (1999). Long-term nature of depression. *Journal of Clinical Psychiatry, 60*(Suppl 14), 3–9.

Thomas, J. (2001). Buprenorphine proves effective, expands options for treatment of heroin addiction. *NIDA Notes, 16*(2), 8–11.

Tomasson, K., & Vaglum, P. (1998). Psychiatric co-morbidity and aftercare among alcoholics: a prospective study of a nationwide representative sample. *Addiction, 93*(3), 423–431.

Torrey, E.F. (2001). *Surviving Schizophrenia,* 4th ed. New York: Basic Books.

Torrey, E.F., & Knable, M.B. (2002). *Surviving Manic Depression.* New York: Basic Books.

Triffleman, E., Carroll, K., & Kellogg, S. (1998) Substance dependence and posttraumatic stress disorder therapy. *Journal of Substance Abuse Treatment 17*(1–2), 3–14.

U.S. Department of Health and Human Services (2002). *Report to Congress on the Prevention and Treatment of Co-Occurring Substance Abuse Disorders and Mental Disorders.* Rockville, MD: USDHHS.

U.S. Department of Health and Human Services (2004). *The Health Consequences of Smoking: A Report to the Surgeon General.* Rockville, MD: USDHHS.

Valasquez, M.M., Maurer, G.C., Crouch, C., & DiClemente, C.C. (2001). *Group Treatment of Substance Abuse: A Stages-of-Change Therapy Manual.* New York: Guilford Press.

Vereby, K.G., Meenan, G., & Buchan, B.J. (2005). Diagnostic laboratory: screening for drug abuse. In J.H. Lowinson, P. Ruiz, R.B. Millman, &

J.G. Langrod (Eds.), *Substance Abuse: A Comprehensive Textbook,* 4th ed. Philadelphia: Lippincott Williams & and Wilkins, pp. 564–578.

Verinis, J.S., & Taylor, J. (1994). Increasing alcoholic patients' aftercare attendance. *International Journal of the Addictions, 29* (11), 1487–1494.

Vocci, F.J., Acri, J., & Eklashef, A. (2005). Medication development for addictive disorders: the state of the science. *American Journal of Psychiatry, 162*(8), 1432–1430.

Volkow, N.D., & Fowler, J.S. (2000). Addiction, a disease of compulsion and drive: involvement of the orbitofrontal cortex. *Cerebral Cortex, 10,* 318–325.

Weiss, R.D., & Daley, D.C. (2003). *Understanding Personality Problems and Addiction,* 2nd ed. Center City, MN: Hazelden.

Weissman, M., Markowitz, J.C., & Klerman, G.L. (2000). *Comprehensive Guide to Interpersonal Therapy.* New York: Basic Books.

Westermeyer, J.J., Weiss, R.D., & Ziedonis, D.M. (Eds.). (2003). *Integrated Treatment for Mood and Substance Use Disorders.* Baltimore: Johns Hopkins University Press.

White, B.F., & MacDougall, J.A. (2001). *A Clinician's Guide to Spirituality.* New York: McGraw-Hill.

Wise, R.A. (1998). Drug-activation of brain reward pathways. *Drug and Alcohol Dependence, 51,* 13–22.

Witkiewitz, K., & Marlatt, G.A. (2004). Relapse prevention for alcohol and drug problems: that was Zen, this is Tao. *American Psychologist, 59*(4), 224–235.

Witkiewitz, K., Marlatt, G.A., & Walker, D.D. (2005). Mindfulness-based relapse prevention for alcohol use disorders: the meditative tortoise wins the race. *Journal of Cognitive Psychotherapy, 19,* 221–228.

Ziedonis, D.M., & Trudeau, K. (1997). Motivation to quit using substances among individuals with schizophrenia: implications for a motivation-based treatment. *Schizophrenia Bulletin, 23*(2), 229–238.

Zuckoff, A., & Daley, D.C. (2001). Engagement and adherence issues in treating persons with non-psychosis dual disorders. *Psychiatric Rehabilitation Skills, 5*(1), 131–162.